イラストフル活用

失語症の
日常会話訓練

竹内 愛子・山澤 秀子・荻野 恵 著

協同医書出版社

著　者

竹内　愛子（元・上智大学外国語学部、北里大学医療衛生学部　非常勤講師）

山澤　秀子（上智大学言語聴覚研究センター）

荻野　　恵（上智大学言語聴覚研究センター）

序　文

　失語症の臨床では、文レベルの発話の改善を目標として、情景画や連続画を提示し、患者にそれらの説明を求める訓練方法がしばしば使われている。こうしたいわゆる情景画説明は、患者が絵に描かれている内容を一方的に説明するもので、いわば「談話」の一側面である「叙述話」の訓練に相当する。

　一方、本書で我々がめざしているのは、患者の日常的なコミュニケーション場面での発話の改善であり、会話を直接的な訓練対象としている。会話は参加者間の双方向的なことばのやり取りであり、上述の一方向的な叙述話の場合とは言語の状況が異なっている。したがって、会話場面でのことばの能力は、叙述話におけるそれと必ずしも同じではないことは容易に推測されるだろう。しかし我々は、文の音読・復唱、情景画の説明など、基底的な文の表出訓練を否定するものではない。当然こうした基底的な訓練によって得られた改善は会話能力にも反映されるはずだからだが、我々はそれと平行して異なった方向から直接的なアプローチを行い、会話能力を改善させたいと考えている。我々がこのように日常会話の訓練を重視するのは、多くの場合、リハビリ訓練後の患者の生活の場が自宅や地域に限られるにもかかわらず、それらを少しでも快適なものにするための言語訓練法の開発が不十分な状況にあるのが現状だからである。

　我々の前書『失語症者の実用コミュニケーション　臨床ガイド』(協同医書出版社、2005) では、さまざまな実用コミュニケーションの訓練法を紹介している。その中に「会話指導（会話コーチング）」や、「文脈に基づいたアプローチ (context-based approach)」など会話に関連する訓練法があるが、紹介されている例の記述を見ると、主として、比較的高い発話能力がある患者が対象になっているようである。また、我々の臨床でも、吹き出しが書かれていないマンガ（例えば「クリちゃん」）を利用して会話訓練を行うことがあるが、一般に、こうした材料では高いレベルの言語や明快なユーモアの理解能力などが求められ、対象は軽度失語症者の中でもさらに軽度な患者群に狭まってしまう傾向がある。一方、今回の我々の教材は日常の挨拶語からはじめており、軽度失語症者のみならず、中等度レベルの患者も含めて、広範囲な患者に会話訓練が行えるように計画された。

　本書は、PartⅠとPartⅡの2部から構成されている。PartⅠは、43種の3コマ連続画を中心にして課題が展開される。一方、PartⅡではおもに一年のさまざまな行事の中から12種を抽出し、情景画風に描いた材料を使用する。本書の大きな特徴は、いずれの場合も患者は絵の中の登場人物になって、ST（言語聴覚士。以下、本書ではこの名称を使用する）が扮するもう一人の登場人物と対話を展開させることによって訓練を進める方法がとられていることである。

　本書は、STの訓練材料として使用されることを目標に作成されている。しかし、地域でのリハビリテーション訓練に携わる方々や家族など、失語症者の日常生活に関わる方々にも利用していただきたいと考えている。その場合、出来ればSTと相談して使用されるのが望ましい。いずれの場合も、本書が提示した会話例の範囲を超えて、実用的な会話を拡大・発展させていただくことを望みたい。

　本書は、実用的な会話材料という今までにない企画のために、実現に至るまでには紆余曲折があった。その過程でご助力を頂いた広島県立保健福祉大学名誉教授　綿森淑子先生、広島国際大学医療福祉学部教授　坊岡正之先生に深くお礼を申し上げたい。また、最終稿に至るまでに内容・形式が二転三転する過程を根気よく付き合ってくださった、協同医書出版社編集部の関川宏氏にもお礼を申し上げる。

2009年7月

著　者

目　次

序　文 ………………………………………………………………………………………………… 3
Ⅰ．本書の構成 …………………………………………………………………………………… 9
Ⅱ．訓練の進め方 ………………………………………………………………………………… 11

Part Ⅰ　連続画を用いた会話訓練 …………………………………………………………… 21

1　挨拶をする
　1-1　初対面の挨拶をする（失語症友の会で） ……………………………………………… 22
　1-2　再会の約束をする（失語症友の会で） ………………………………………………… 24

2　自己紹介をする
　2-1　出身地について話す（訓練室で） ……………………………………………………… 26
　2-2　仕事について話す（訓練室で） ………………………………………………………… 28

3　依頼する
　3-1　本の取り寄せを頼む（書店で） ………………………………………………………… 30
　3-2　写真を撮ってもらうように頼む（観光地で） ………………………………………… 34

4　説明する
　4-1　自分の症状を言う（薬局で） …………………………………………………………… 38
　4-2　道をきかれて説明する（街で） ………………………………………………………… 42

5　要求する
　5-1　品物を取り替えてもらう（コンビニで） ……………………………………………… 46
　5-2　運転手に目的地まで行ってもらう（タクシーの中で） ……………………………… 50

6　許可をもらう
　6-1　医師にたずねる（クリニックで） ……………………………………………………… 54
　6-2　試着してもよいかたずねる（デパートの帽子売り場で） …………………………… 58

7　確認する
　7-1　薬の飲み方を確認する（薬局で） ……………………………………………………… 62
　7-2　名前を確認する（失語症友の会の受付で） …………………………………………… 66

8 否定する
- 8-1 自分の病気に関して否定する（病院の待合室で） ── 70
- 8-2 趣味に関して否定する（公園のベンチで） ── 74

9 断る
- 9-1 食事のおかわりを断る（食卓で） ── 78
- 9-2 旅行の誘いを断る（喫茶店で） ── 82

10 謝る
- 10-1 待ち合わせに遅れて謝る（駅の改札口で） ── 86
- 10-2 足を踏んでしまって謝る（混雑した電車の中で） ── 90

11 誘う
- 11-1 食事に誘う（繁華街で） ── 94
- 11-2 映画に誘う（映画館前で） ── 98

12 苦情を言う
- 12-1 注文した品を間違えられて苦情を言う（レストランで） ── 102
- 12-2 買ったおもちゃが壊れていたので苦情を言う（ショッピングセンターの玩具店で） ── 106

13 お礼を言う
- 13-1 席を譲ってもらいお礼を言う（バスの中で） ── 110
- 13-2 自動券売機の操作を教えてもらってお礼を言う（駅で） ── 114

14 提案する
- 14-1 日帰り旅行の行き先を提案する（失語症友の会で） ── 118
- 14-2 プレゼントを提案する（会社で） ── 122

15 助言を受ける
- 15-1 受診をすすめられる（職場で） ── 126
- 15-2 買い物について助言を受ける（婦人服売り場で） ── 130

16 妥協する
- 16-1 食事の注文で妥協する（レストランで） ── 134
- 16-2 列車の指定席が取れず妥協する（駅の窓口で） ── 138

17　人に物をあげる
- 17-1　お土産をあげる（知人宅で） ……… 142
- 17-2　写真をあげる（喫茶店で） ……… 146

18　質問する
- 18-1　バス停の場所をたずねる―どこ―（駅前で） ……… 150
- 18-2　クリーニングの仕上がり日をたずねる―いつ―（クリーニング店で） ……… 154
- 18-3　品物の値段をたずねる―いくら―（紳士用品売り場で） ……… 158
- 18-4　待ち時間をたずねる―どのくらい―（理髪店で） ……… 162
- 18-5　担当者をたずねる―だれ―（市役所のカウンターで） ……… 166
- 18-6　贈答品についてたずねる―なに―（紳士服売り場で） ……… 170
- 18-7　理由をたずねる―どうして―（公園のベンチで） ……… 174
- 18-8　どちらのぶどうがおいしいかたずねる―どちら―（スーパーで） ……… 178
- 18-9　ATM（現金自動預け払い機）の操作をたずねる―どうすれば―（銀行で） ……… 182

Part II　情景画を用いた会話訓練 ……… 187

1. 初　詣 ……… 188
2. お花見 ……… 190
3. 商店街 ……… 192
4. 川のほとり ……… 194
5. 海水浴 ……… 196
6. 家　族 ……… 198
7. 花火大会 ……… 200
8. 運動会 ……… 202
9. 病院のリハビリ室 ……… 204
10. ホテルのロビー ……… 206
11. クリスマス ……… 208
12. 大晦日 ……… 210

症例紹介：ブローカ失語症者とウェルニッケ失語症者の反応例 ……… 213

I．本書の構成

1．全体的問題

会話の表現についての工夫

　会話は方言による違いが大きいが、そのほかにも会話に参加する人々のお互いの関係、性差、年齢、社会的地位、職種、教育レベルなど、多数の要因が働き、ていねい表現であったりくだけた表現であったりと、千変万化することは我々が日常的に経験するところである。

　このように非常に流動的な言語表現である会話を、訓練材料として固定化することの困難を考え、さらにそれを乗り越える試みとして以下の方法を取った。

　①訓練では、自発的な会話よりも、例示された会話表現を音読することから始める患者が多いことが予測されたので、Part I の「基本会話」の部分は標準的なていねい表現を用いた。また、その基本会話に続いて会話を展開させる「会話の続き」も、基本会話に準じた表現方法を取った。

　音読練習の後、文字に頼らずに連続画を見ながらその内容を会話できる段階に達したら、ST は率先して患者が使用する地域のことばで表現するように導いていただきたい。

　②Part I の「応用編」および Part II は、主として東京近辺で使用されるくだけた表現を用いることにした。

　これらの課題においても、地域の表現方法への移行を適宜行っていただきたい。

　「拡大練習」は本書の各課題の場面に関連した会話練習であり、はじめから地域の表現で自由に会話を行っていただきたい。

課題選択と構成の概要

　本書は Part I、Part II の2部から構成されているが、Part I が本書の中心部分となっている。これら2つの部は難易度が異なるように設定されており、Part II の方が難しくなっている。以下にこれらの課題選択の理由と構成の概要について述べる。

Part I
①課題選択

　ここでは、患者が日常コミュニケーションで遭遇しそうな18個の発話の種類（例：4「説明する」。以下本書ではこれを「大項目」と呼ぶ）を抽出し、それらについて、具体的な会話場面を2場面ずつ作成した（例：4「説明する」については、4-1「自分の症状を言う」と4-2「道をたずねられて説明する」の2場面である。以下本書ではこれらを「小項目」と呼ぶ）。ただし、最後の大項目18「質問する」は9つの場面を設定したので、小項目は全体で43場面となった。

　以上の大項目や小項目の選定は、著者らが臨床で積み重ねた教材や経験、失語症者の実用コミュニケーション

Ⅰ．本書の構成

に関する内外の文献などを参考とし、さらに患者が日常生活で遭遇すると思われる会話状況を勘案して行った。
②構成
　PartⅠは大きく分けて基本会話、応用編、拡大練習の3種類によって構成されている。それぞれの特徴は以下のようになっている。

基本会話：ここでは会話状況が3コマの連続画によって提示される。STと患者は、それらの絵に登場する人物になって対話を進める訓練方法がとられている。ただし、会話文の音読もできる工夫もした。次に「会話の続き」が掲載されている。これは、基本会話がその後どのように展開するかを自由に想像し、会話を進める訓練のための例示である。

応用編：基本会話の展開の仕方を参考にして、STと患者が対話を行う訓練である。ここでは対話の状況は絵ではなく文によって提示されている。それぞれの応用編には2つの課題（状況1、状況2）が設定されている。1番目の課題（状況1）では会話例が掲載されているが、2番目の課題（状況2）にはそれが示されず、「会話ヒント」としてSTのはじめの発話のみが書かれており、1番目の課題（状況1）に比べて難易度が上がっている。

拡大練習：この課題は、小項目の会話内容とは直接的な関係がなく、対話が行われた場面に関連してSTと患者が自由に会話を行うものである。したがってここで使われる語句、文型、文の複雑さは全く自由である。

PartⅡ
①課題選択
　年中行事や日常的な出来事を情景画風に描いた材料を使用する。主として年中行事を用いたのは、多くの人がそれらを知っており、あるいは参加した経験があるので、STと患者の共通の話題として適切だと考えたからである。著者らはさまざまな年中行事を列挙し、その中から熟知度や絵になりやすさなどを考慮し、協議によって本書にとり上げる場面を決定した。
②構成
　12枚の情景画にはそれぞれ、全く異なった2種類の対話課題が作れるように人物が配置されている。そこで、PartⅠと同様に登場人物の一人はST、もう一人は患者で、各々、役割を分担して絵から推測される対話を行う。
　PartⅡでは、最初の発話者の発話以外には対話例が患者に提示されないので、情景画の内容から外れなければどのような対話が展開しても受け入れられることになる。しかし患者が絵から何も発想できない場合を考えて、ST用に会話例がページ下方に準備されている。STはそれを参考にして患者の発話を引き出す努力をする。また、患者がそれら例文の音読を望む場合には、患者の能力を勘案しSTの判断に任せたい。

2．PartⅠの構成

　大項目は、最初の2つの大項目を除いて、他はすべて4ページで構成されている。大項目1、2（1「挨拶をする」、2「自己紹介をする」）だけが2ページ構成になっているが、それらは慣用表現として確立されているため、「応用編」や「拡大練習」の課題を作成しなかったからである。
　以下では4ページの課題構成について、各ページの概要を述べる。

1ページ目（3コマの連続画）

状況説明文：連続画の上方に書かれており、会話が行われる状況を簡単に説明している。

対話者：連続画の登場人物でAがST、Bが患者（2コマ目の絵に➡印をつけた）を示す。Bは「〇〇さん」と書かれているので、会話開始前の教示では「〇〇さん」の部分に具体的に当該患者の名前を入れて説明する。

連続画1コマ目：会話が発生する場面の状況を表している。

　　　2コマ目：AとBの最初の会話場面を表している。また、それぞれの吹き出しには発話のヒントとなる語句が記載されている。

　　　3コマ目：AとBの次の会話場面を表している。2コマ目と同様に吹き出しには発話のヒントとなる語句が記載されている。

2ページ目（基本会話、会話の続き）

基本会話：3コマの連続画が表現している会話を「基本会話」としてルビつきで提示した。

　　　　　　ほとんどの課題はSTから会話を始めるように構成されているが、例外は大項目18「質問する」である。この課題は患者がいわゆるWH-H疑問詞を使って質問することから会話が始まるようになっている。

会話の続き：基本会話の続きとして予測される会話例を提示した。この会話内容に対応する絵はない。

3ページ目（応用編：状況1）

はじめに応用編の会話を行うための参考として「基本会話」が提示されている。

状況1

説明文：最初の文は、会話が発生する状況を説明している（状況説明文）。

　　　　　線で囲まれた部分には、会話の内容を説明する文が提示されている（会話内容説明文）。

対話者：応用編の対話者は、CがST、Dが患者として、基本会話とは異なった記号によって表現されている。

会話例：その状況での会話例を提示している。

4ページ目（応用編：状況2、拡大練習）

状況2

説明文：最初の文は、会話が発生する状況を説明している（状況説明文）。

　　　　　線で囲まれた部分には、会話の内容を説明する文が提示されている（会話内容説明文）。

対話者：状況1と同様に、CがST、Dが患者を示している。

会話ヒント：状況2では、会話ヒントとして、STによる最初の発話のみが書かれている。患者は会話内容の説明を理解した上でその会話ヒントに続けて発話を求められる。

　　　　　　大項目18「質問する」では、D（患者が担当する人物）から会話が始まっているので、患者は例示されているDの発話文を見てそれを記憶して言うか、あるいはその文を音読する形で会話が始まることになる。

Ⅰ．本書の構成

拡大練習
　基本会話に関連した場面で自由に会話を行う。対話を行う場所、対話者、対話場面の例が提示されている。

3．Part Ⅱの構成

　Part Ⅱには12枚の情景画が含まれており、各々の情景画には2つの対話場面が用意されている。各課題は2ページから構成されている。

1ページ目

　情景画：絵の中の①、②は、2種類の会話場面を示す。

2ページ目

　場面1、場面2：絵の中の①、②に対応しており、状況説明文は会話が行われる場面の状況を説明している。
　会話：最初の発話者の文のみ記載してある。あとは参加者たちが絵を見ながら、自由な発想で会話が展開されることが期待されている。
　会話例：会話が進まない場合、STがそれを促進させるためのヒントとして、会話例が掲載されている。

Ⅱ．訓練の進め方

1．Part Ⅰ の進め方

　ここでは Part Ⅰ の実施方法について述べるが、中には類似した説明や教示が多く含まれている。これは実施にあたり、ST が前の課題に戻らなくても手続きが理解できるように、あえて繰り返し掲載したものである。

1-1　手続き

1) 1、2ページ目（3コマの連続画、基本会話、会話の続き）

(1) 連続画を見て会話をする方法

　絵や、人物の吹き出しに書かれた語句のヒントを見ながら自由に会話を進める。対象者は主として軽度失語症者である。

<u>手　順</u>

①**場面と会話の意図を理解する**

　　ST はまず大項目、ついで小項目を指差し、場面と会話の意図が理解できるように説明する。例えば、小項目 4-1「自分の症状を言う」については、次のように教示を行う（以下、Part Ⅰ の例示は 4-1 の課題で行うこととする）。

　　　　教示：「（大項目 4 を指差しながら）ここで練習する会話の目的は、相手に何かを"説明する"ことです。"説明する"といってもいろいろな場面があります。（小項目 4-1 を指差しながら）ここでは薬局で"自分の症状を言う"会話をしてみましょう。」

②**対話者を確認する**

　　ST は連続画の人物を指差し、対話者が誰と誰であるかを説明する。そして ST が A の役、患者が B の役を担当することを理解してもらう。

③**状況説明文を理解する**

　　連続画の上方に書かれた**状況説明文**を患者に音読してもらう。そのあとで状況をもう一度説明する。

　　　　教示：「（絵の上の状況説明文を指差し）この文は絵に描かれている会話が、どんな状況で始まるかを説明しています。まず、声を出して読んでください。」

④**会話を開始する**

　　連続画を見ながら、ST が A の役、患者は B の役になったつもりで会話を始める。吹き出しに書かれている語句が、会話のヒントとして利用できることを説明しておく。患者の発話には柔軟に対応し、右ページの**基本会話**の通りでなくても絵の内容からはずれない発話であれば、それを受け入れて会話を進める。

　　　　教示：「この絵の人たちはどんな会話をしているのでしょうか。絵とヒントのことばを見ながら、考えて会話をしてみましょう。

　　　　　　　私が絵の中の A さん（薬剤師）になりますから、○○さん（当該患者の名前を言う）は B さ

Ⅱ．訓練の進め方

　　ん（薬を買いに来た人）を担当してくださいね。○○さんはこの矢印のついている人です。○○さんは風邪をひいてしまい、薬局に薬を買いにきたところです。では私から話し始めましょう。『どんなご様子ですか。』」

　*大項目18「質問する」は、患者から会話を始めることになっているので注意を要する。

⑤会話を発展させる

　連続画に対応する会話だけで終わらせず、その後、2人の会話がどのように展開していくかを患者に自由に想像してもらい、会話を続けるように促す。

　会話の続きはその一例である。STはこれを参考に誘導するとよい。

　　教示：「この後どんなふうに会話が続いていくでしょうか。想像して続けてみましょう。私から始めます。」

（2）音読から開始する方法

　絵や、人物の吹き出しに書かれた語句のヒントを見ただけでは自由に会話が進められない場合には、右ページの**基本会話**の音読から開始する。対象は主として中等度失語症者か、それに近い軽度失語症者が想定される。

手　順

①場面と会話の意図を理解する

　STはまず大項目、ついで小項目を指差し、場面と会話の意図が理解できるように説明する。例えば、4-1については、以下のような教示を行う。

　　教示：（1）連続画を見て会話する方法　①場面と会話の意図を理解する（p.13）に準ずる。

②対話者を確認する

　STは連続画の人物を指差し、対話者が誰と誰であるかを説明する。そしてSTがAの役、患者がBの役を担当することを理解してもらう。

③状況説明文を理解する

　連続画の上方に書かれた**状況説明文**を患者に音読してもらう。患者が1人で音読することが難しい場合はSTが患者と斉唱するか、あるいは患者は文を見ながらSTが適宜1～2回音読するのを聞く。いずれの場合も、そのあとで状況をもう一度説明する。

　　教示：「（絵の上の状況説明文を指差し）この文は絵に描かれている会話の状況を説明しています。まず、声を出して読んでください。」（患者音読）

　　　　　「ここに書いてある文を一緒に読んでみましょう。」（斉唱）

　　　　　「私がこの文を1（2）回読みますから聞いてください。」（ST音読）

④会話文を音読する

　2ページ目の**基本会話**のそれぞれの役を音読する。AをST、Bを患者が担当して行う。STはAのはじめの会話の文を指差しながら音読を開始する。

　　教示：「この会話の文章は、こちらの絵（左ページの絵を指差す）の2人がしゃべっている会話を書いたものです。これらの文を2人で声を出して読んでみましょう。私がAさん（薬剤師）になりますから、○○さんはBさん（薬を買いに来た人）を担当してくださいね。では私から始めます。『どんなご様子ですか。』」

　*大項目18「質問する」は、Bの患者から音読を開始するので注意を要する。

⑤会話を開始する

　　音読が大体できるようになったら、文字を見ないで連続画についてSTと会話を試みる。この際、内容が適切であれば文型などは問わないで受け入れる。また、文字を見ないとまだ困難が大きいようであれば、再び音読に戻り、この操作を繰り返して、次第に文字なしで会話ができるように導いていく。

⑥会話の続きを音読する

　　基本会話の音読が大体できるようになったら、**会話の続き**の音読をそれぞれの役になって試みる。

　　　　教示：「その後会話はどんなふうに続いていくでしょうか。ここに書いてあるのはその一つの例です。2人で声を出して読んでみましょう。私がAさんになりますから、○○さんはBさんになってください。では私から始めます。『のどは痛みますか。』」

2）3ページ目（応用編：状況1）

基本会話の展開を参考にして状況1に合った会話を進める。

<u>手　順</u>

①対話者を確認する

　　まずSTは、**会話例**に書かれている「対話者」の部分を指差し、この話の対話者が誰と誰であるかを説明する。そしてSTがCの役、患者がDの役を担当することを理解してもらう。

②状況説明文を理解する

　　状況1の最初に書かれている**状況説明文**を患者に音読してもらう。患者が1人で音読することが難しい場合は、STが患者と斉唱するか、あるいは文を見ながらSTが適宜1〜2回音読するのを聞く。いずれの場合も、そのあとで状況をもう一度説明する。

　　　　教示：「（状況説明文を指差し）この文はこれから会話が、どんな状況で始まるかを説明しています。まず、声を出して読んでください。」（患者音読）

　　　　　　　「ここに書いてある文を一緒に読んでみましょう。」（斉唱）

　　　　　　　「私がこの文を1(2)回読みますから聞いてください。」（ST音読）

③会話内容の説明文を理解する

　　次にSTは、**会話内容の説明文**（状況説明文の次行から始まる、線で囲まれた部分）を指差し、適宜1〜2回音読する。患者は文を見ながらSTが音読するのを聞く。

　　　　教示：「これから私がこの会話場面を説明している文を1(2)回読みます。どんな内容なのかを考えながら、よく聞いてください。」

　　必要に応じて説明文の大事な語句に下線を引いたり、別紙に重要な部分を書くなどして、患者が内容を十分に理解したことを確認してから会話を始める。STは音読中あるいは音読後も、ページ下方の**会話例**は患者に見せないようにする。

④会話を開始する

　　STがC、患者はDの役であることを再確認し、教示に続けて、会話を進める。

　　　　教示：「私がCさん（近所の女性）になりますから、○○さんはDさん（足を怪我した人）を担当してくださいね。では私から始めます。『足の具合はどうですか。』（4-1 応用編：状況1）」

　　　　＊大項目18「質問する」は、患者から会話を始めるので、必要ならば、最初のDの部分を患者が音読して会話を開始するのもよい。

　　実施にあたっては、会話が続けられそうな場合には、患者の目前にある**会話内容の説明文**を白紙で覆って

Ⅱ．訓練の進め方

おく。しかし、会話が滞る場合には、その説明文を見せながら、あるいは、理解を進めるために会話内容の重要部分を書き出した別紙を見せながら、会話を行ってもよい。

⑤会話例を音読する（自発的に会話を続けるのが困難な場合）

STの発話のあとに続けて話すのが難しいようであれば、**会話例**のそれぞれの役を音読する。STがC、患者がDを担当する。

   教示：「（会話例を指差して）ここに書いてある会話の文章を2人で声を出して読んでみましょう。私がCさん（近所の女性）になりますから、○○さんはDさん（足を怪我した人）になってください。では私から始めます。『足の具合はどうですか。』」

⑥会話を開始する

  音読が大体できるようになったら、文字を見ないでSTと会話を試みる。この際、内容が適切であれば文型などは問わないで受け入れる。また、文字を見ないとまだ困難が大きいようであれば、再び音読に戻り、この操作を繰り返して、次第に文字なしで会話ができるように導いていく。

3）4ページ目（応用編：状況2）

基本会話の展開を参考にして、状況2に合った会話を進める。この課題では、話しはじめのCの発話のみがヒントとして掲載されている。したがって、会話文の「音読」の過程がないことに注意し実施する。

<u>手　順</u>

①対話者を確認する

  2）3ページ目（応用編：状況1）の ①対話者を確認する（p.15）に準ずる。

②状況説明文を理解する

  状況2の最初の**状況説明文**を患者に音読してもらう。患者が一人で音読することが難しい場合はSTが患者と斉唱するか、あるいは文を見ながらSTが適宜1～2回音読するのを聞く。いずれの場合も、そのあとで状況をもう一度説明する。

   教示：2）3ページ目（応用編：状況1）の ②状況説明文を理解する（p.15）に準ずる。

③会話内容の説明文を理解する。

  次にSTは、**会話内容の説明文**を提示し、適宜1～2回音読する。患者は文を見ながらSTが音読するのを聞く。

   教示：2）3ページ目（応用編：状況1）の ③会話内容の説明文を理解する（p.15）に準ずる。

  必要に応じて説明文の大事な語句に下線を引いたり、別紙に重要な部分を書くなどして、患者が内容を十分に理解したことを確認してから会話を始める。

④会話を開始する

  STがC、患者はDの役であることを再確認し、教示に続けて、会話を進める。患者の発話は内容が適切であれば文型などは問わないで受け入れる。

   教示：「私がCさん（理学療法士）になりますから、○○さんはDさん（新しい装具をつけた人）を担当してくださいね。では私から始めます。『新しい装具の具合はどうですか。』（4-1応用編：状況2）」

   ＊大項目18「質問する」は、患者から会話を始めるので、患者の発話をSTが受け入れ会話を進めていく。自発的な発話が難しい場合は、最初のDの部分を患者が音読して会話を開始する。

  実施にあたっては、会話が続けられそうな場合には、患者の目前にある**会話内容の説明文**を白紙で覆って

おく。しかし、会話が滞る場合には、その説明文を見せながら、あるいは、理解を進めるために会話内容の重要部分を書き出した別紙を見せながら、会話を行ってもよい。

⑤会話文を作成する

　状況2の課題では、患者が担当する会話文が書かれていないので、音読することができない。STの発話のあとに続けて話すのが難しいようであれば、2人で会話表現を作り、会話ヒントに続けて記入し、音読するのもよい。

4) 4ページ目（拡大練習）
手　順
①場面と対話者を確認する

　会話の場面と対話者を確認する。例えば4-1では、次のようになる。

　　教示：「ここは、薬局です。○○さんはマスクを買いに来たことにしましょう。」

②会話を開始する

　モデルとなる会話例は提示されていないので、それぞれの役になって自由に会話を進める。例えば、

　　教示：「私が薬剤師になります。○○さんは、お客さんになってください。では私から始めます。
　　　　　『何かお探しですか。』」

③会話を発展させる

　会話の内容や文型、文の長さなどにはこだわらず、自然に会話を発展させることが望ましい。

④作成した会話文を書く

　拡大練習で使用した会話文を書いてみるのもよい。

1-2　反応方法

　求めるのは口頭反応である。しかし、ブローカ失語など「わかっているが言えない」といった状況の場合、書字による反応を求めてみる。適切な語句が書けていれば、それを手がかりに、会話を展開させていく方法もとり入れることができる。

1-3　ヒントの出し方

　①会話が滞った場合は、患者が答えやすいような質問（はい／いいえで答えられる質問など）をして会話を進める。あくまでも、その役として自然な発話となるような質問が望ましい。例えば、4-1では「熱が……」のあとが続かなくなってしまったら、「熱がありますか。」という質問をしてみる。

　②適切な語が表出できない場合は、STがその語を推測し、それを使って会話を進める。例えば、4-1応用編：状況1では、「じっとしていれば大丈夫なのですね。動かすとどうですか。」のように言ってみる。

1-4　実施上の留意点

　①「基本会話」と「会話の続き」の例文は、標準語を使ったていねいな表現で書かれているが、音読に頼らずに会話がかなりできる場合は、患者の性別、年齢、出身地などに合わせて、適宜、方言を使ったり、くだけた表

Ⅱ．訓練の進め方

現に直したりして会話をする。

②課題中、患者が担当する「○○さん」と表記された人物には、男性あるいは女性の性別が記されているが、これは訓練対象とする患者の性別に合わせて適当に変えるのもよい方法である。その際は、変更したい性別に応じて、主として文末などの表現を変化させる。

③文中に××、△△などの記号で表現した部分は、当該患者になじみ深い、あるいは訓練に適した名詞などを入れて課題を行う。

④地名・人名などの固有名詞は、患者にとって身近なものに替えるのもよい。

⑤役割を交代しても不自然ではない状況の場合は、患者がAの役となり会話をしてみる。

⑥音読する際、難しい漢字には適宜振り仮名をつける。

⑦3、4ページ目の応用編は、基本会話が難しい患者の場合は適宜省略する。

2. Part Ⅱの進め方

2-1　手続き

①情景画の説明をする

　　1ページ目の情景画を提示し、描かれている情景について患者に自由に話してもらい、いわゆる情景画の説明課題を行う。例えば、「1.　初詣」（以下ではこの課題を例示として使用する）であれば、次のように教示する。

　　　　教示：「（情景画を指差して）この絵を見てください。初詣の情景が描かれています。どんな様子か何でもお話ししてください。」

②困難な場合、情景画について質問する

　　自発的に説明することが難しい場合は、STが絵の該当する部分を指差しながら質問をし、できるだけ多くの発話を引き出すよう促す。

　　　　教示：「ここではどんなことが起こっていますか。」
　　　　　　　「この人たちは何をしているのでしょう。」
　　　　　　　「ここにあるのは何ですか。」

③場面と対話者を確認する

　　絵の中の①、②は、2人の人物が対話をしている2つの場面を示していることを確認する。まず、①の場面について、STが**状況説明文**を適宜1〜2回音読する。患者は文を見ながらそれを聞き、誰と誰がどのような場面で会話をしているのかを理解する。

　　　　教示：「（①を指差して）まず①を見てみましょう。この場面の説明文を1（2）回読みますから、聞いてください。」

　　可能であれば、患者が音読する。あるいはSTと斉唱するなど適宜行う。

④会話を開始する

　　2ページ目には会話場面の最初の発話だけが書かれているので、STが会話を始める役になるように役割を分担する。そしてSTは絵の登場人物になったつもりで、2人の会話が進むように誘導する。絵の内容から外れなければ、どのような会話が展開しても受け入れる。

　　　　教示：「今、△△神社（患者に馴染みのある神社の名前を入れる）に初詣に来ています。私が夫になり

ます。○○さんは妻になったつもりで会話をしましょう。では私から話し始めます。『今年は去年より人が多いみたいだね。』」

2ページ目の下方に記載されている会話例はSTのための参考用なので、基本的には患者には提示しない。

⑤**役割を交代する**

役割を交代して会話をしてみる。

教示：「今度は私が妻になりますから、○○さんは夫になったつもりで話をしてみましょう。」

⑥**場面②についても、上記を同様の過程で実施する**

2-2　ヒントの出し方

①会話が滞った場合は、患者が答えやすいように質問をする。例えば、上記「1．初詣」の場面②のおみくじに関連した会話では「大吉だった？」などのように質問して会話を進める。

②適切な語が表出できない場合は、STがその語を推測し、それを使って会話を進める。例えば上記の場面②の例では、おみくじの内容について患者が説明できないようであれば、「願い事かなうって書いてあるわね」のように援助することができる。

2-3　実施上の留意点

①登場人物に合わせた表現を使って会話をする。例えば子どもの役割であれば、子どもらしく、友人同士であれば友人らしいことば遣いをする。

②地名・人名などの固有名詞は、患者にとって身近なものに替えるのもよい。

③STは、2ページ目の会話例をあらかじめ読んでおいて参考にするとよいが、この例にこだわる必要はない。

④STの最初の発話を受けて、患者が自発的に会話を続けるのが困難と推測された場合、患者が望めば、ST用の会話例を提示して音読するのもよい。

⑤与えられた2場面だけでなく、絵の中に描かれている他の人物にもなって、会話をしてみるのもよい。

⑥絵の登場人物について"男（女）1、男（女）2"の名称が使用されている場面が7つあり、STは絵の中のどちらの人物を指差して会話を進めたらよいか迷うかもしれない。「2．お花見」の場面①では左側の人物から始め、「2．お花見」の場面②と、「4．川のほとり」の場面②では、右側の人物から始めることとする。その他の4場面（「1．初詣」の場面②、「3．商店街」の場面①、「4．川のほとり」の場面①、「7．花火大会」の場面①）は、どちらの人物から会話を始めてもよい。

Part I
連続画を用いた会話訓練

- 絵の登場人物になったつもりで、会話をしましょう。
- 会話が可能な場合には、連続画の中の、ヒントの語句を手がかりにして会話を進めましょう。
- 難しい場合には、絵の右側のページに書かれた基本会話の音読からはじめましょう。
- 基本会話を参考にして、応用編もやってみましょう。

1 挨拶をする

1-1 初対面の挨拶をする（失語症友の会で）

○○さんは、今日はじめて集まりに参加することになりました。参加者と初対面の挨拶をします。

対話者　A：男性参加者（△△さん）　B：○○さん（↓）

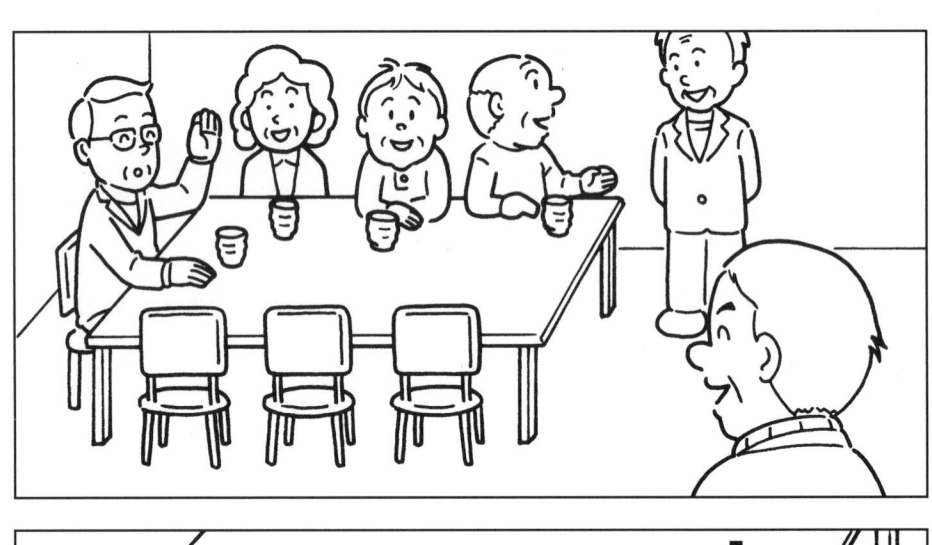

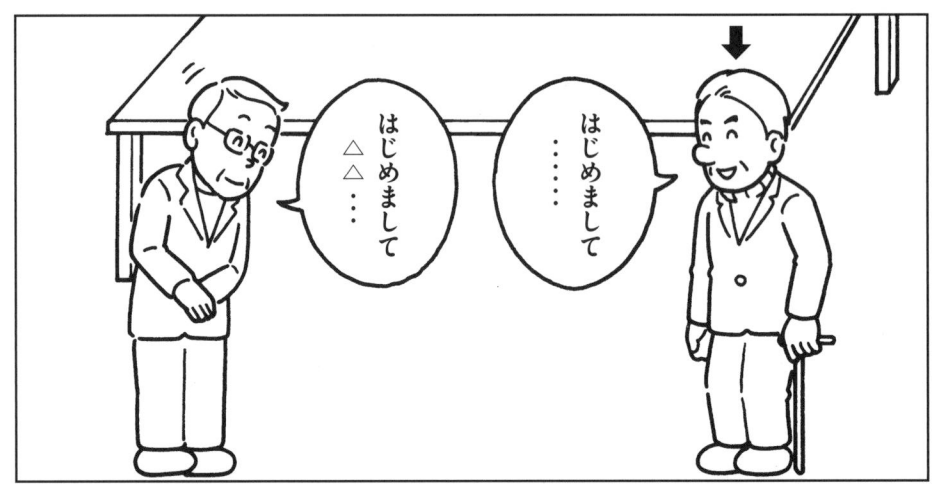

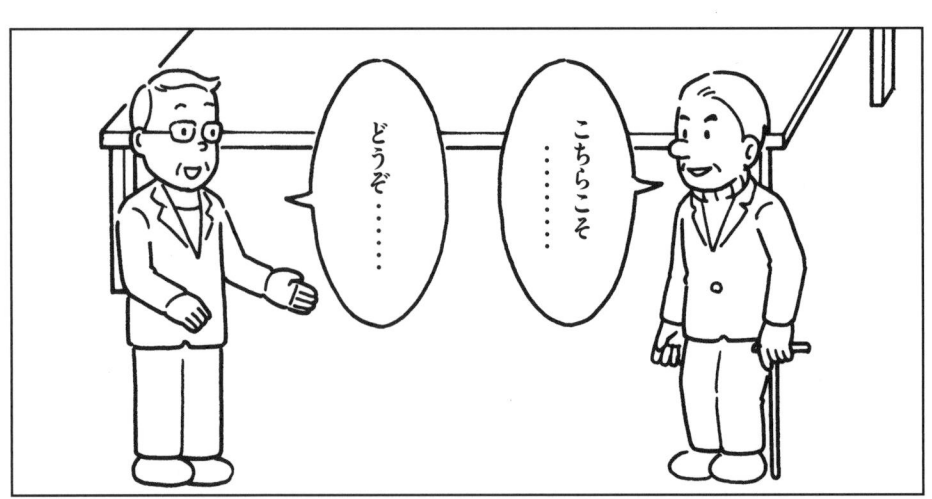

A：はじめまして△△……
B：はじめまして……

A：どうぞ……
B：こちらこそ……

基本会話

A：はじめまして、△△です。

B：はじめまして、○○です。

A：どうぞ、よろしくお願いします。

B：こちらこそ、よろしくお願いします。

会話の続き

〈例〉

A：今日はどなたといらっしゃいましたか。

B：一人で来ました。

A：この場所はすぐわかりましたか。

B：はい、案内図を見ながら来ましたので、大丈夫でした。

1 挨拶をする

1-2 再会の約束をする（失語症友の会で）

友の会の集まりが終わって、○○さんは帰るところです。来月の会にも参加するつもりです。

　　　　対話者　A：女性参加者　　B：○○さん（↓）

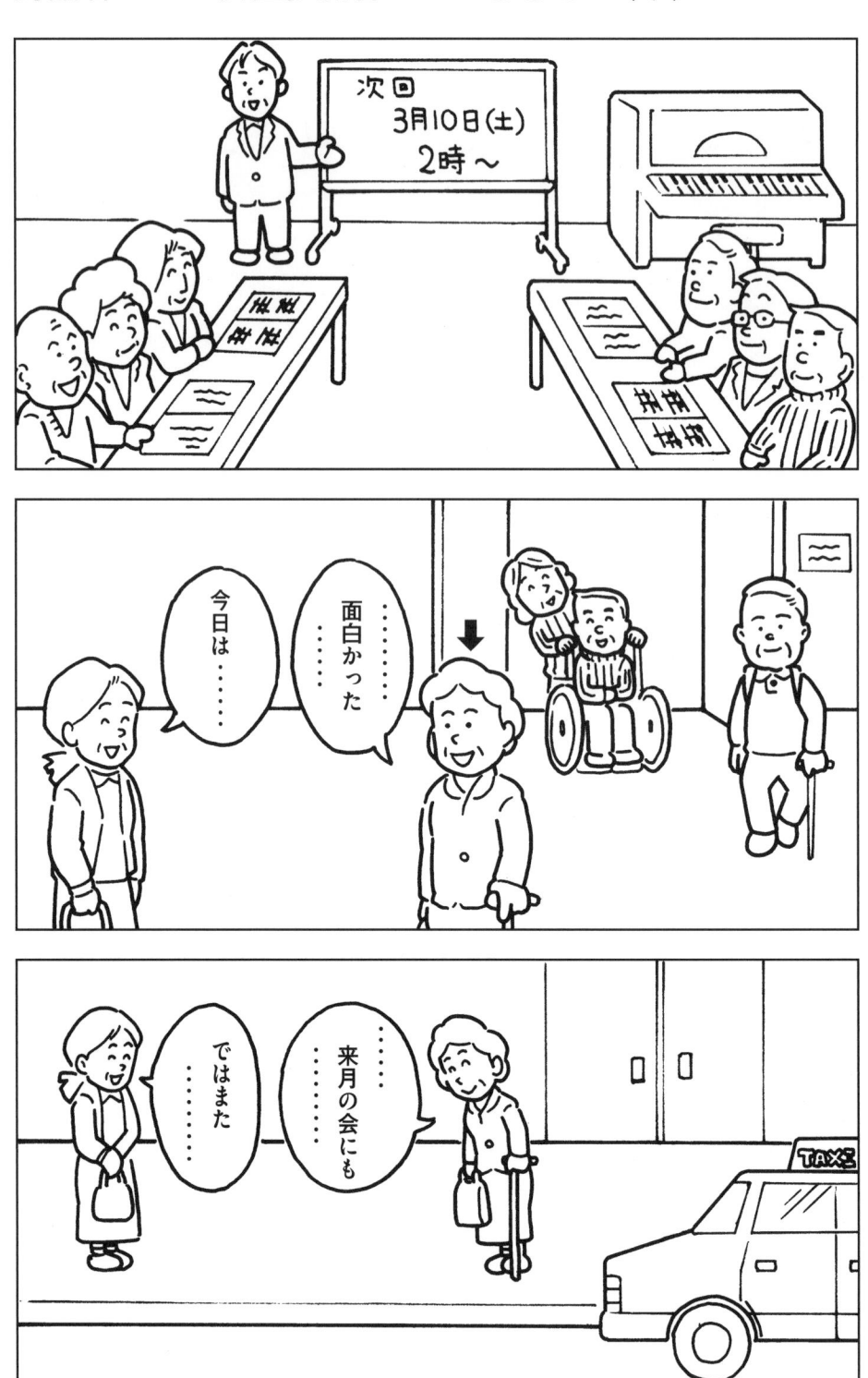

1 挨拶をする／1-2 再会の約束をする（失語症友の会で）

基本会話

A：今日は楽しかったですね。

B：ええ、とても面白かったですね。

A：ではまた、次の回に、会いましょう。

B：はい、来月の会にも来るつもりです。

会話の続き

〈例〉

A：来月は書道をするのですね。上達されましたか。

B：最初は左手で書くのが難しかったけれど、だいぶ慣れてきました。

A：それはよかったですね。

B：では、お元気で。また来月お会いしましょう。

2 自己紹介をする

2-1 出身地について話す（訓練室で）

○○さんは言語訓練室に来ました。今日は自分の出身地について、話すことになっています。

　　　対話者　A：言語聴覚士　B：○○さん（⬇）

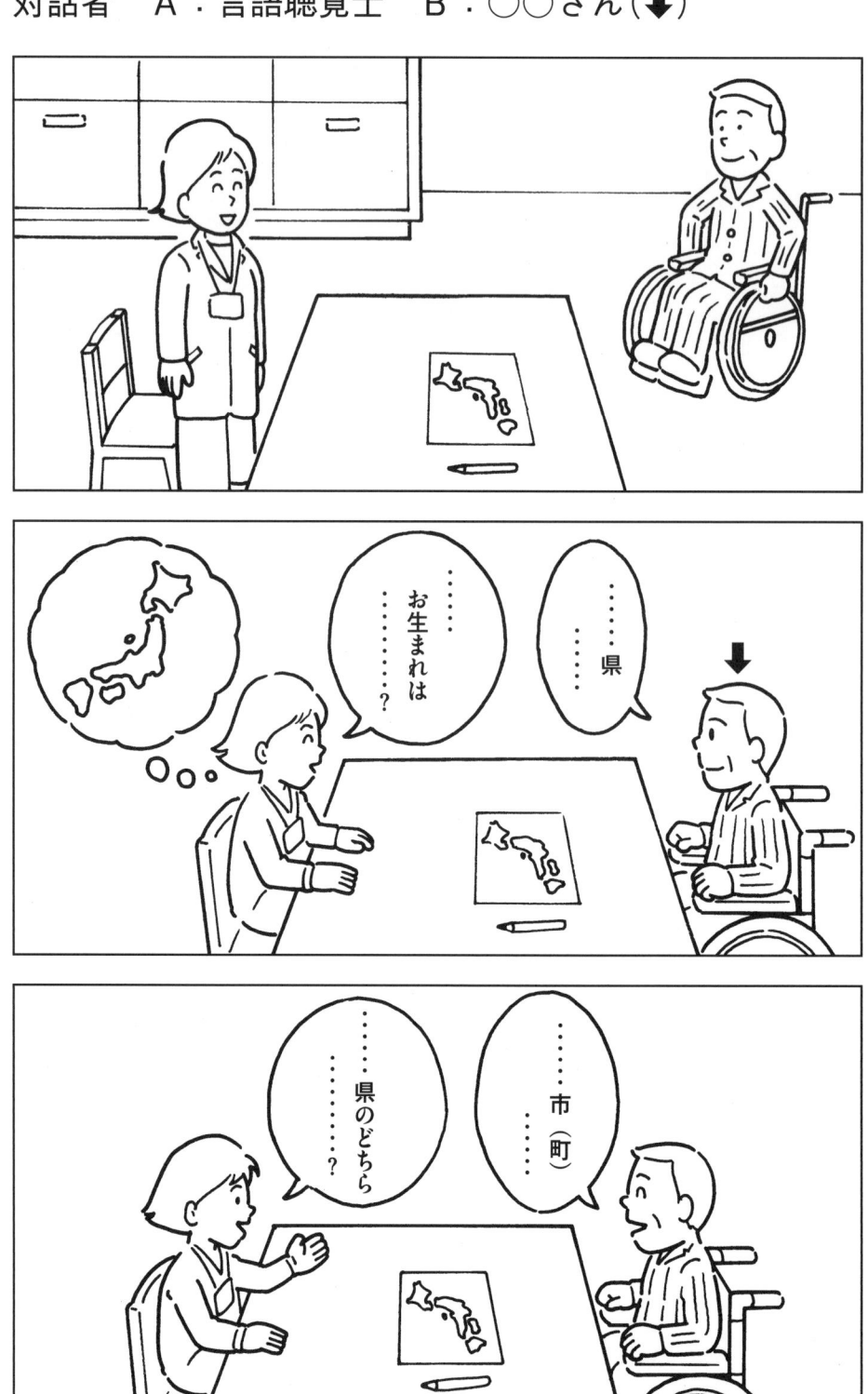

基本会話

A：○○さん、お生まれはどちらですか。

B：××県(けん)です。

A：××県(けん)のどちらでしょうか。

B：△△市(し)(町(まち))です。

会話の続き

〈例〉

A：△△市(町)には、何か有名なものがありますか。

B：はい、秋のお祭りが有名です。

A：おみこしをかついだことがありますか。

B：はい、子どもの頃はよく子どもみこしをかつぎました。

2 自己紹介をする

2-2 仕事について話す（訓練室で）

○○さんは言語訓練室に来ました。今日は、自分の仕事について、話すことになっています。

　　対話者　A：言語聴覚士　B：○○さん（↓）

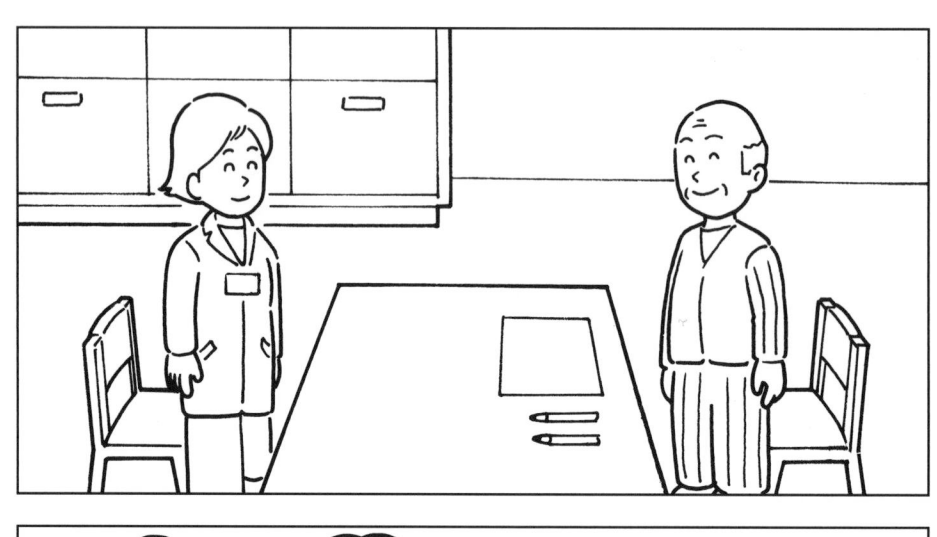

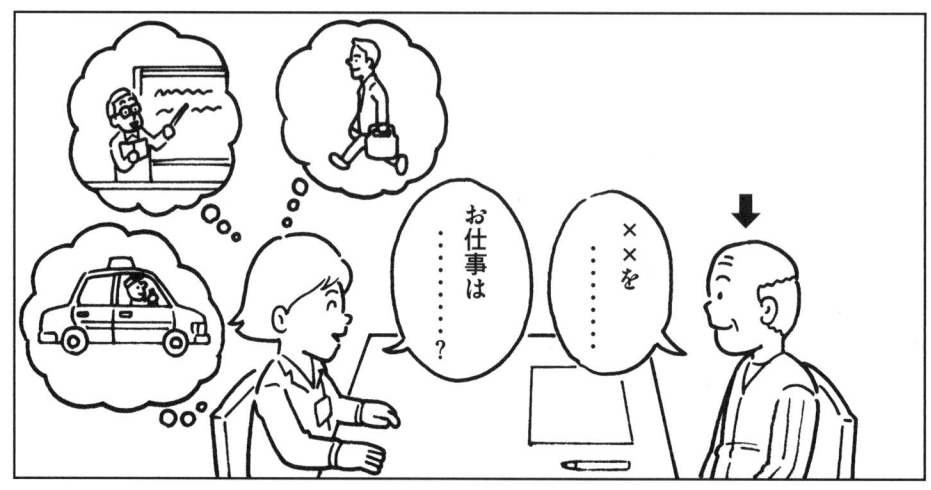

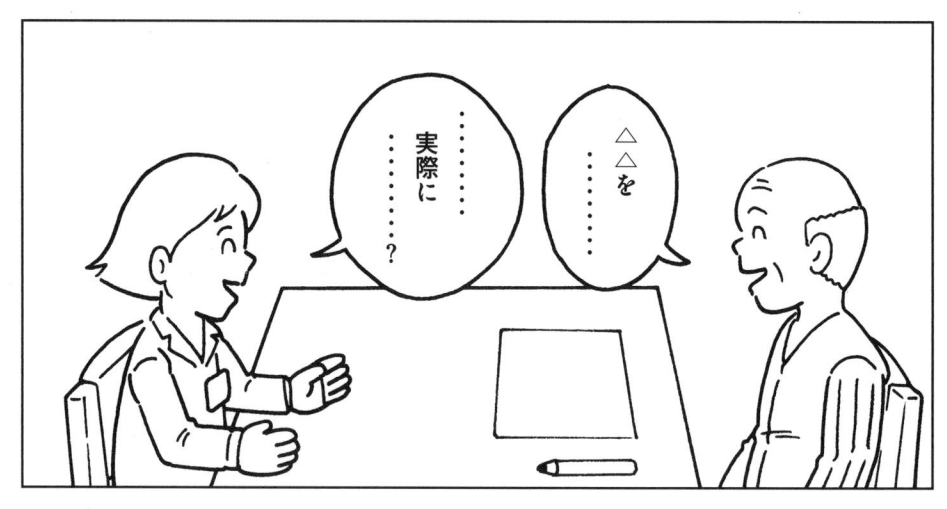

基本会話

A：お仕事は何をなさっていましたか。

B：××をしていました。

A：××とは実際にどんなことをされるのですか。

B：△△をやります。

会話の続き

〈例〉

A：何年くらい、なさっていたのですか。

B：30年くらいやりました。

A：子どものころは、どんな仕事をしたいと思っていらっしゃいましたか。

B：実は野球選手になりたかったのです。

3 依頼する

3-1 本の取り寄せを頼む（書店で）

○○さんは、書店で欲しかった本を探しています。しかし、見つからないので、取り寄せてもらうことにしました。

　　対話者　A：女性店員　B：○○さん（⬇）

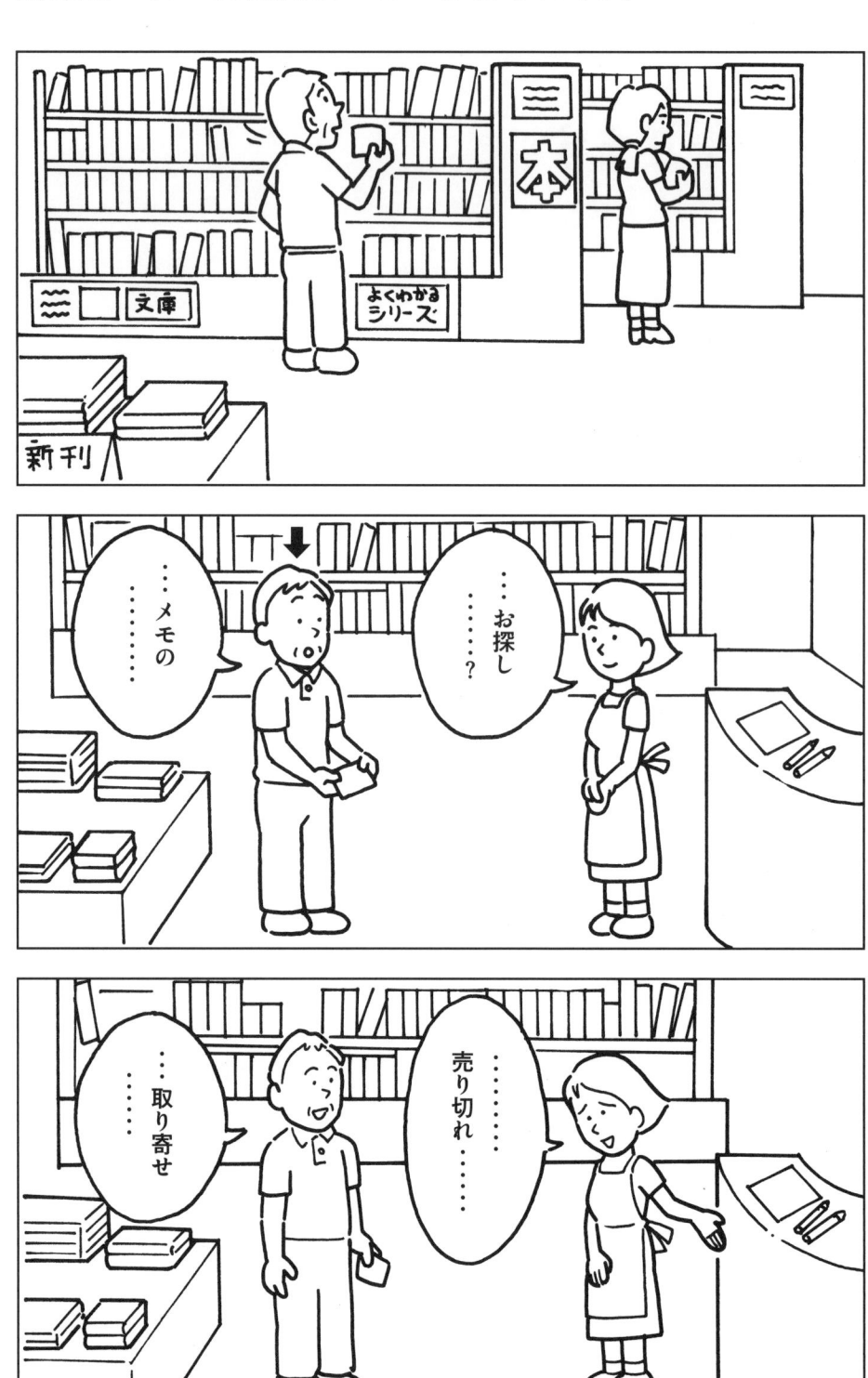

基本会話

A：何かお探しですか。

B：このメモの本を探しているのですが。

A：申し訳ございません。ただ今、売り切れております。

B：では取り寄せてください。

会話の続き

〈例〉

A：こちらにお名前、ご住所、電話番号を記入してください。

B：すみませんが、書いてもらえますか。

A：承知しました。本が届いたら、お電話します。

B：届くまで、どのくらいかかりますか。

3 依頼する／3-1 本の取り寄せを頼む（書店で）

応用編

基本会話を参考にして、**状況1**、**状況2**に合う会話をしましょう。

基本会話————

　A：何かお探しですか。
　B：このメモの本を探しているのですが。
　A：申し訳ございません。ただ今、売り切れております。
　B：では取り寄せてください。

状況1

　○○さんは孫の誕生日祝いに本を買いました。

> 　カバーをかけるかどうか店員にたずねられたので、○○さんは、プレゼント用に包んでもらいたいと頼みました。
> 　店員にリボンの色をきかれたので、○○さんは、赤いリボンをかけてほしいと頼みました。

会話例　　　対話者　C：女性店員　D：○○さん

　C：本にカバーをかけますか。
　D：いいえ、プレゼント用に包んでください。
　C：かしこまりました。リボンは何色にしましょうか。
　D：赤にしてください。

3 依頼する／3-1 本の取り寄せを頼む（書店で）

状況2

○○さんは書店で10冊以上、本を買いました。

　○○さんは、全部持ち帰るかどうか店員にきかれました。持って帰るのは重いので、まとめて配送してもらいたいと頼みました。
　店員が、届け先の名前と住所をたずねたので、○○さんは保険証を出し、これを写してほしいと頼みました。

会話ヒント　　対話者　C：書店の店員　D：○○さん

C：全部お持ち帰りになりますか。

D：

C：

D：

拡大練習

基本会話に関連した場面で自由に会話をしてみましょう。

場所：書店

対話者：店員と○○さん

　例：新刊書を買う

　　　図書カードを買う　　　　　　など

- 33 -

3 依頼する

3-2 写真を撮ってもらうように頼む（観光地で）

○○さんは、ツアーで旅行に来ています。いっしょに参加した友人に写真を撮ってくれるように頼んでいます。

　　　対話者　A：男性友人　B：○○さん（⬇）

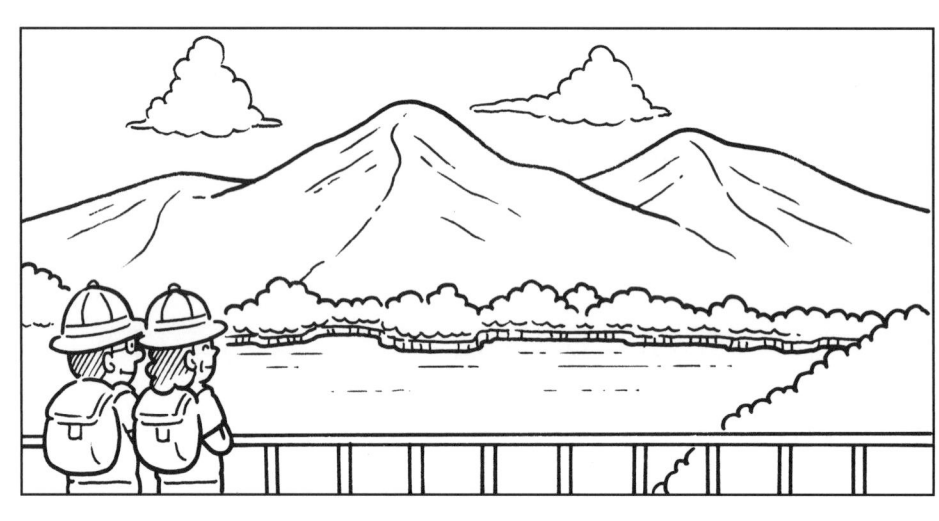

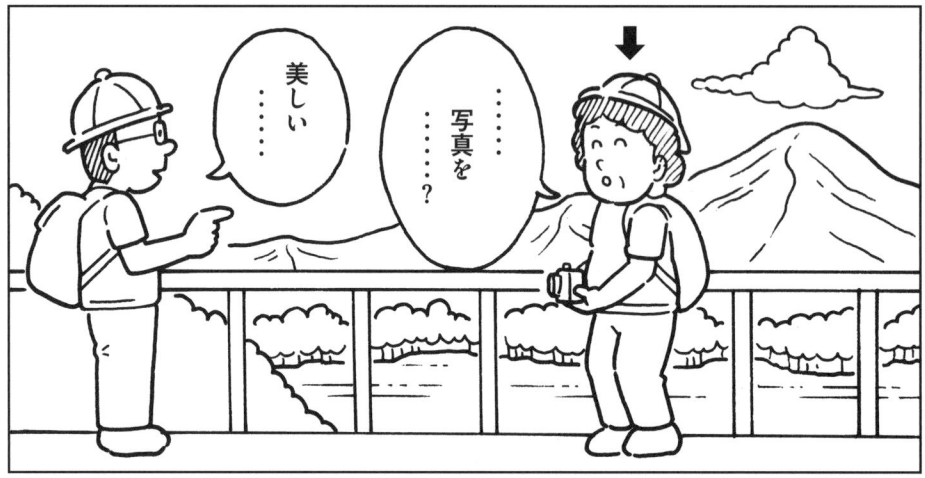

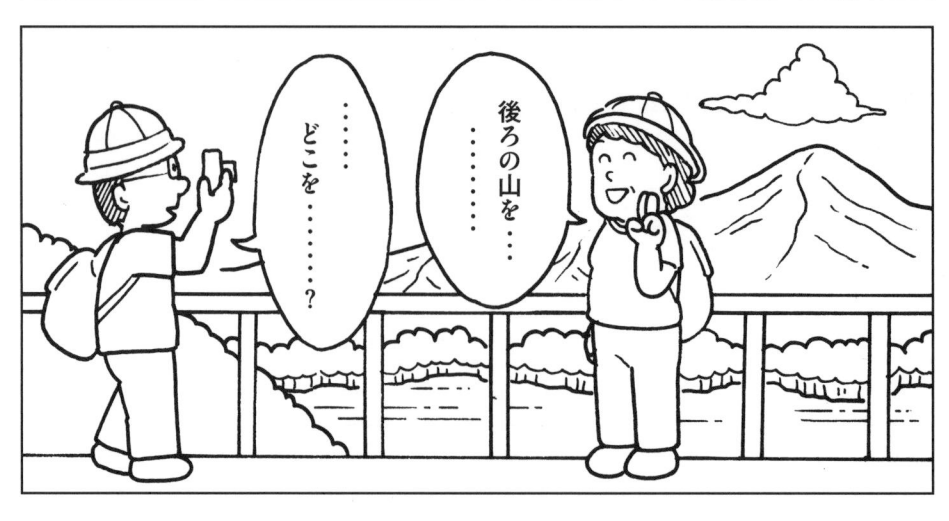

3 依頼する／3-2 写真を撮ってもらうように頼む（観光地で）

基本会話

A：美しい景色ですね。

B：すみません。写真を撮ってもらえますか。

A：いいですよ。どこを撮りますか。

B：後ろの山を入れてください。

会話の続き

〈例〉

A：では撮ります。はい、チーズ。

B：ありがとうございました。

A：きれいに撮れているとよいのですが。

B：今度は私が撮りましょう。

3 依頼する／3-2 写真を撮ってもらうように頼む（観光地で）

応用編

基本会話を参考にして、**状況1**、**状況2**に合う会話をしましょう。

基本会話――――

A：美しい景色ですね。
B：すみません。写真を撮ってもらえますか。
A：いいですよ。どこを撮りますか。
B：後ろの山を入れてください。

状況1

○○さんは、観光地でたくさんお土産を買いました。

> 荷物が増えてしまったので、○○さんは、友人にひとつ持ってもらいたいと思い、頼みました。
> 友人は快く応じて、ふたつ持とうかと言ってくれました。○○さんはお礼を言いました。

会話例　　対話者　C：男性友人　D：○○さん

C：荷物が増えてしまったね。
D：うん。悪いけど、ひとつ持ってもらえる？
C：もちろん、いいよ。ふたつ持とうか？
D：助かるよ。ありがとう。

3 依頼する／3-2 写真を撮ってもらうように頼む（観光地で）

状況2

○○さんは車椅子に乗っていて、ゆるい坂道にさしかかりました。

後ろから来た若い男性が、車椅子で登るのは大変ではないかと話しかけてきました。そこで、○○さんは車椅子を押してもらえないか、頼んでみることにしました。
その男性が了解してくれたので、○○さんはお礼を言いました。

会話ヒント　　対話者　C：若い男性　D：○○さん

C：坂道だと、車椅子、大変そうですね。

D：

C：

D：

拡大練習

基本会話に関連した場面で自由に会話をしてみましょう。

場所：観光地

対話者：観光案内所の人と○○さん

　例：名産品をたずねる

　　　観光案内の地図をもらう　　　　　　　など

4 説明する

4-1 自分の症状を言う（薬局で）

○○さんは風邪をひいたので、薬局に薬を買いに来ました。熱があり、咳も少し出ています。

対話者　A：薬剤師　B：○○さん（↓）

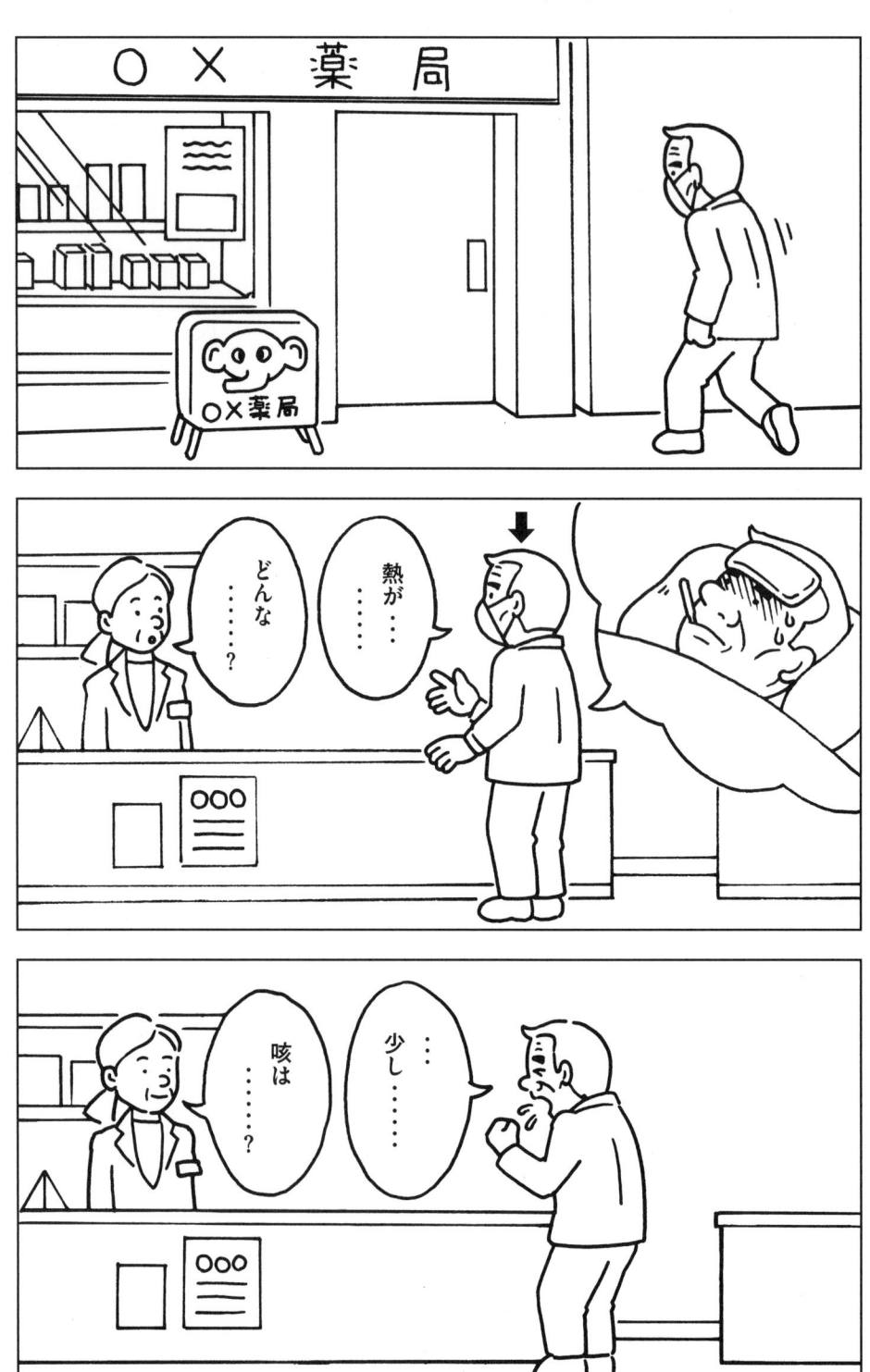

基本会話

A：どんなご様子ですか。

B：熱があるのです。

A：咳は出ますか。

B：はい、少し出ます。

会話の続き

〈例〉

A：のどは痛みますか。

B：きのうは痛かったけれど、今日は大丈夫です。

A：今までに薬でアレルギーを起こしたことはありますか。

B：特にありません。

4 説明する／4-1 自分の症状を言う（薬局で）

応用編

基本会話を参考にして、**状況1**、**状況2**に合う会話をしましょう。

基本会話――――

 A：どんなご様子ですか。
 B：熱があるのです。
 A：咳は出ますか。
 B：はい、少し出ます。

状況1

 ○○さんは、先日、転んで足を怪我しました。

> ○○さんは、今日、近所の人から具合をたずねられました。そこで、腫れはだいぶひいたと答えました。
> さらに、その人はまだ痛むかたずねたので、動かすと痛いと答えました。

会話例　　対話者　C：近所の女性　D：○○さん

 C：足の具合はどうですか。
 D：だいぶ腫れも、ひいてきました。
 C：まだ痛みますか。
 D：じっとしていれば大丈夫ですが、動かすと痛みます。

4 説明する／4-1 自分の症状を言う（薬局で）

状況２

○○さんはリハビリ訓練室にいます。

> 理学療法士は、新しい装具の具合はどうかとたずねました。○○さんは、だいぶ調子がいいと答えました。
> さらに、理学療法士は、どこか痛いところはないかとたずねました。○○さんは、歩くと少し足首が痛いと答えました。

会話ヒント　　　対話者　C：理学療法士　D：○○さん

C：新しい装具の具合はどうですか。

D：

C：

D：

拡大練習

基本会話に関連した場面で自由に会話をしてみましょう。

場所：薬局

対話者：薬剤師と○○さん

　例：マスクを買う

　　　処方薬を買う　　　　　　　など

4 説明する

4-2 道をきかれて説明する（街で）

○○さんはおばあさんに駅へ行く道をきかれました。銀行の角を曲がって10分くらい歩くと着くと教えます。

対話者　A：おばあさん　B：○○さん（⬇）

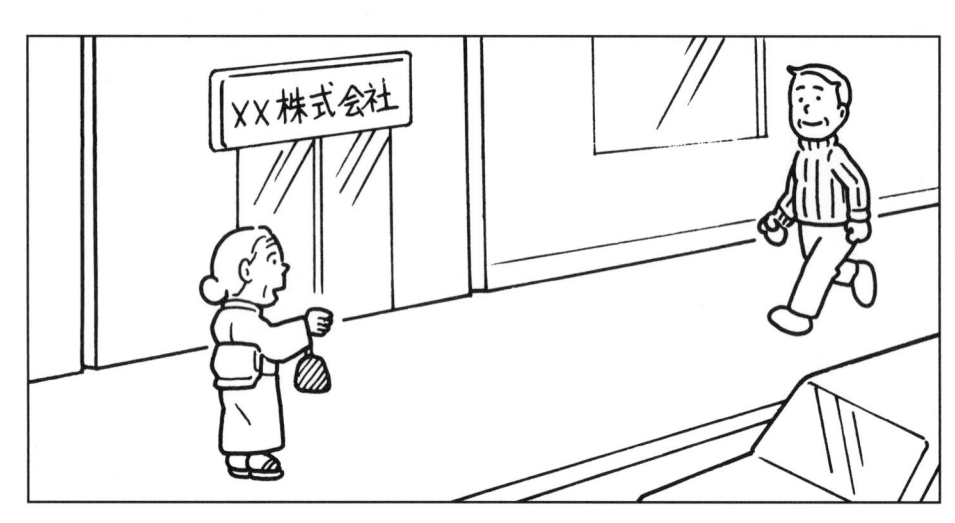

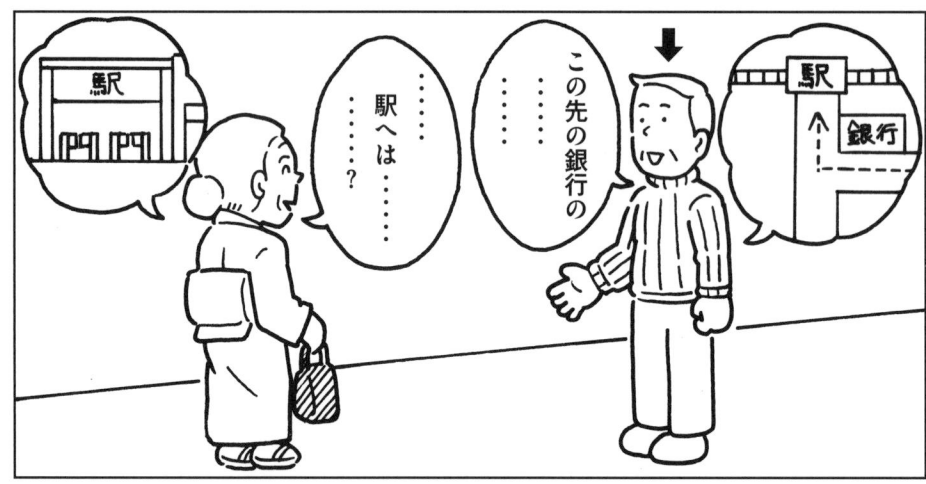

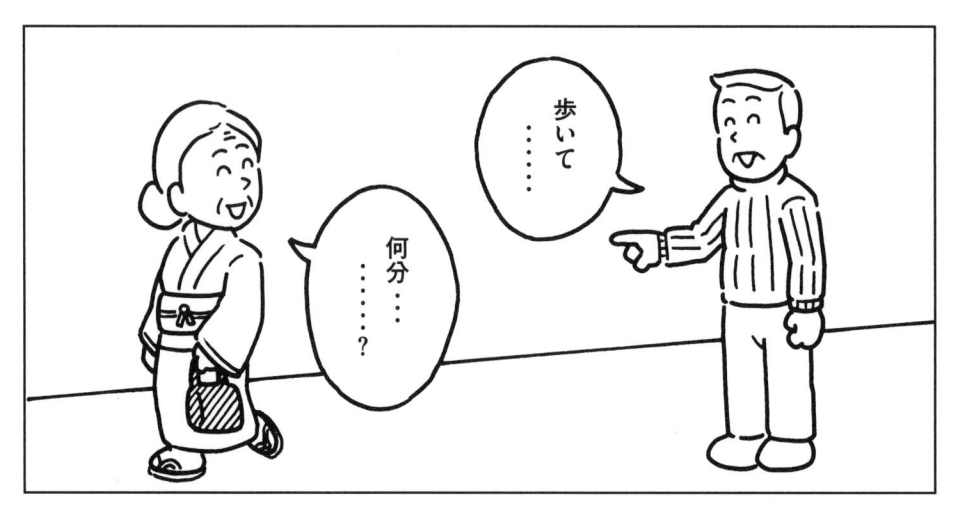

4 説明する／4-2 道をきかれて説明する（街で）

基本会話

A：すみません。駅へはどう行ったらよいですか。

B：この先の銀行の角を右に曲がって、しばらく歩きます。

A：何分くらいかかりますか。

B：歩いて、10分くらいです。

会話の続き

〈例〉

A：バスは通っていないのですか。

B：ありますが、今の時間だとちょっと待つかもしれませんよ。

A：何分おきにでているのですか。

B：この時間だと20分に一本です。

4 説明する／4-2 道をきかれて説明する（街で）

応用編

基本会話を参考にして、**状況1**、**状況2**に合う会話をしましょう。

基本会話

　　A：すみません。駅へはどう行ったらよいですか。
　　B：この先の銀行の角を右に曲がって、しばらく歩きます。
　　A：何分くらいかかりますか。
　　B：歩いて、10分くらいです。

状況1

　○○さんは通りを散歩しています。

> 　○○さんは、男の人から郵便局へはどう行ったらよいか、きかれました。○○さんは、まっすぐ行って、最初の交差点を左に曲がったところだと説明します。
> 　男の人が何分くらいかかるのか、たずねたので、ゆっくり歩いても5分くらいだと答えました。

会話例　　対話者　C：男性　D：○○さん

　C：すみません。郵便局へはどう行ったらよいですか。
　D：この道をまっすぐ行って、最初の交差点を左に曲がるとありますよ。
　C：何分くらいかかりますか。
　D：ゆっくり歩いても、5分くらいかな。

4 説明する／4-2 道をきかれて説明する（街で）

状況２

○○さんの家に友人が遊びにくることになっています。

友人が、改札口を出たらどちらに行ったらよいか、たずねたので、○○さんは、右に曲って商店街を通りぬけるようにと、説明しました。
何分くらい歩くのかと、友人がたずねるので、そのまま10分ほど歩いたところだと説明しました。

会話ヒント　　対話者　C：女性友人　D：○○さん

C：改札口を出たら、どちらに行けばよいの？

D：

C：

D：

拡大練習

基本会話に関連した場面で自由に会話をしてみましょう。
場所：街
対話者：通りがかりの人と○○さん
　例：福祉センターの場所をきかれて説明する
　　　コンビニの場所をきかれて説明する　　　　　　　など

5 要求する

5-1 品物を取り替えてもらう（コンビニで）

○○さんは、コンビニでおにぎりを買いました。ところが賞味期限が切れていたので、取り替えに来ています。

　　　対話者　A：コンビニの女性店員　B：○○さん（↓）

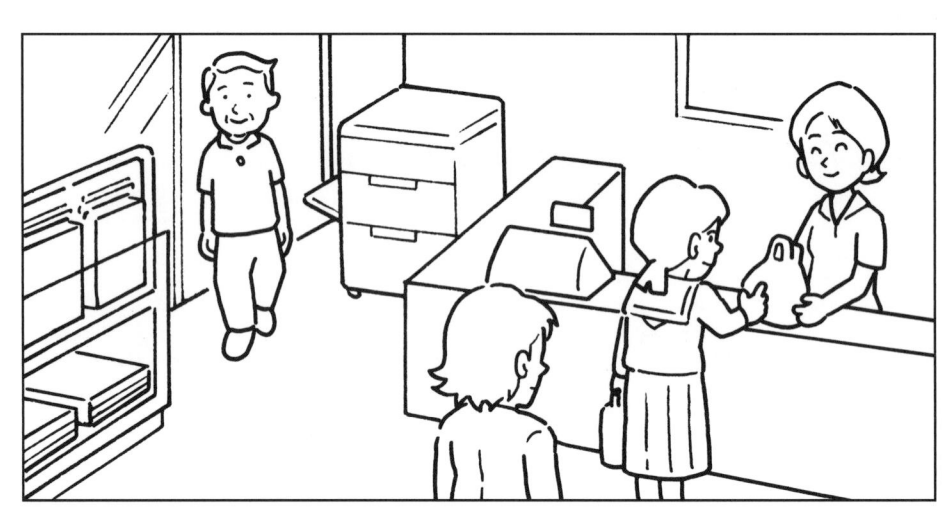

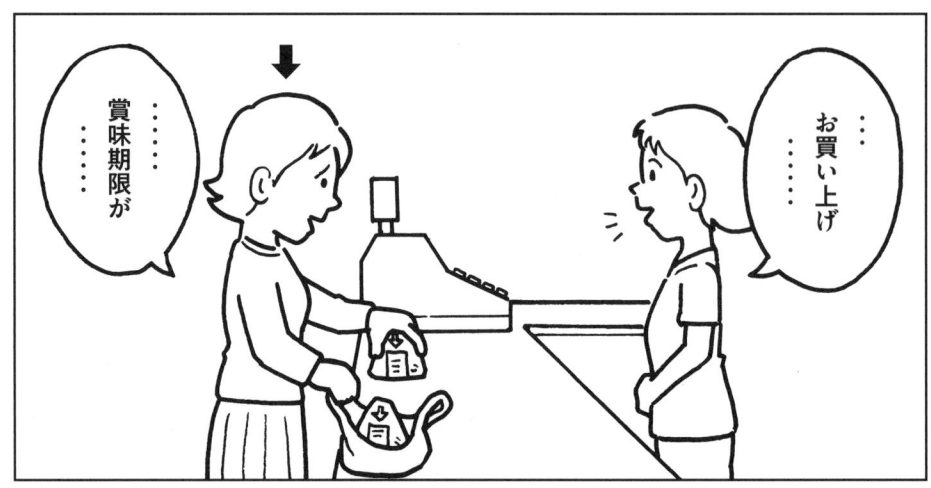

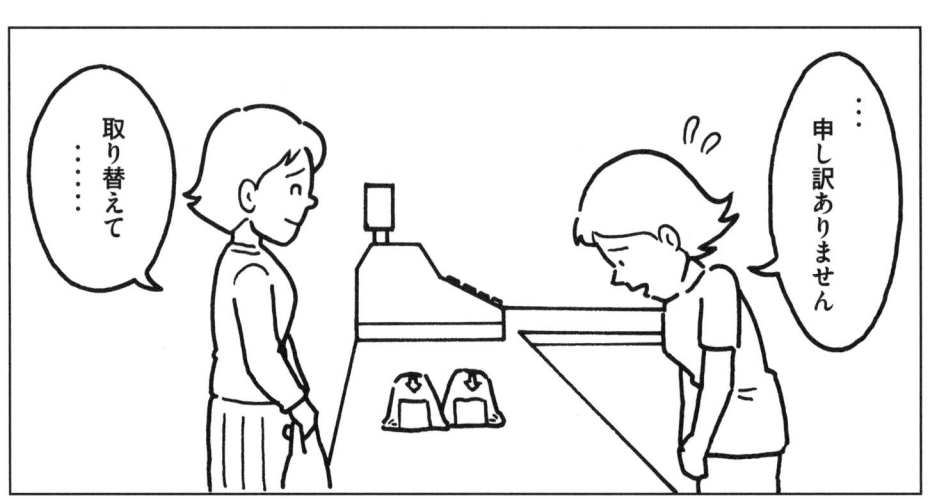

5 要求する／5-1 品物を取り替えてもらう（コンビニで）

基本会話

A：先ほど、お買い上げいただいたおにぎりですね。

B：はい、そうなのですが、賞味期限が切れているのです。

A：それは申し訳ありません。

B：取り替えてもらえますか。

会話の続き

〈例〉

A：はい。すぐにお取り替えします。

B：お願いします。

A：同じものでよろしいですか。

B：はい。温かいお茶もください。

5 要求する／5-1 品物を取り替えてもらう（コンビニで）

応用編

基本会話を参考にして、**状況1**、**状況2**に合う会話をしましょう。

基本会話————

　A：先ほど、お買い上げいただいたおにぎりですね。
　B：はい、そうなのですが、賞味期限が切れているのです。
　A：それは申し訳ありません。
　B：取り替えてもらえますか。

状況1

　○○さんは、昨日買った鍋に傷がついていたので、それを持って家庭用品売り場にやってきました。

> 　○○さんは、傷がついていた鍋を取り替えてほしいと、店員に頼みました。
> 　店員は、あいにく在庫がないと言うので、取り寄せてもらうことにしました。

会話例　　　対話者　C：女性店員　D：○○さん

C：昨日お買い上げいただいたお鍋ですね。

D：そうなんだけど、傷がついていたの。取り替えてほしいんだけど。

C：本当ですね。申し訳ありません。あいにくその型のものは今、在庫がないのですが。

D：では、取り寄せてちょうだい。

5 要求する／5-1 品物を取り替えてもらう（コンビニで）

状況2

○○さんは旅行代理店に来ました。

　○○さんは、店員に旅行の申し込みかときかれたので、昨日買った3枚の特急券のうち、1枚をキャンセルしたいと言いました。
　手数料が320円かかってしまうと言われましたが、○○さんはそれでもかまわないので、キャンセルしてくれるよう頼みました。

会話ヒント　　　対話者　C：女性店員　D：○○さん

C：お待たせいたしました。旅行のお申し込みですか。

D：

C：

D：

拡大練習

基本会話に関連した場面で自由に会話をしてみましょう。

場所：コンビニ

対話者：店員と○○さん

　例：弁当を買う

　　　中華まんじゅうを買う　　　　　　など

5 要求する

5-2 運転手に目的地まで行ってもらう（タクシーの中で）

○○さんはタクシーに乗って「東京駅の八重洲口まで」と頼んでいます。そこで人と待ち合わせているからです。

対話者　A：タクシーの運転手　B：○○さん（↓）

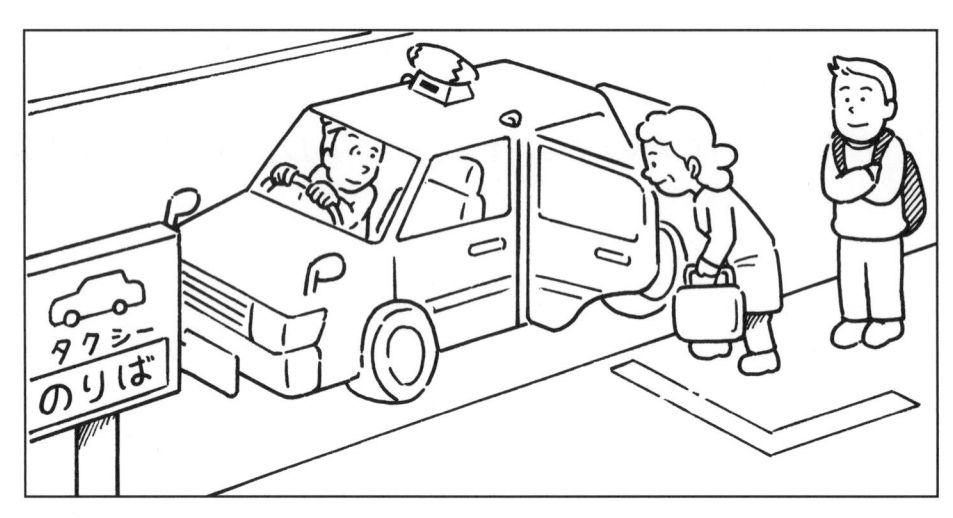

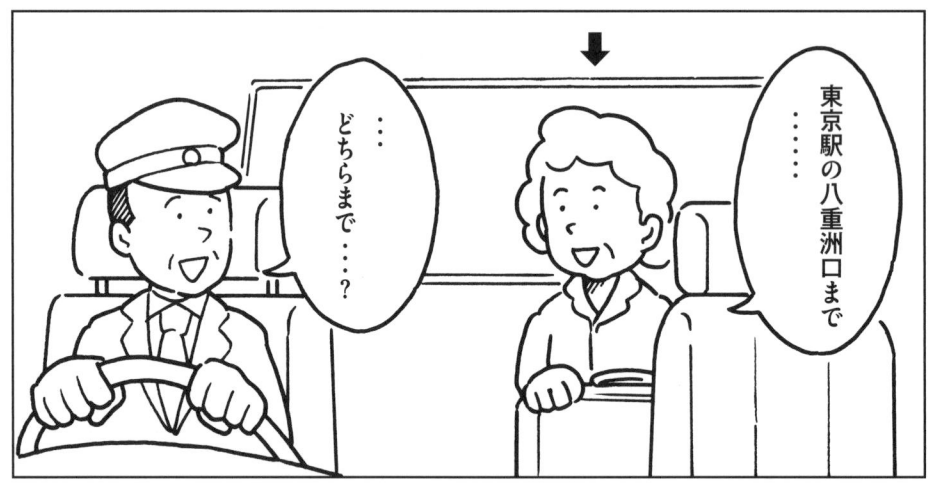

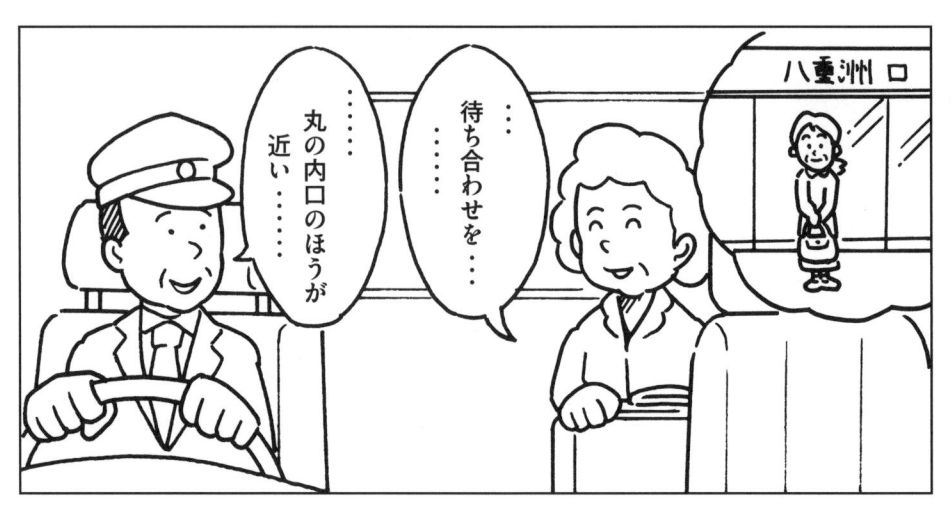

A：……どちらまで……？
B：東京駅の八重洲口まで……

A：……丸の内口のほうが近い……
B：……待ち合わせを……

基本会話

A：お客さん、どちらまでですか。

B：東京駅の八重洲口までお願いします。

A：ここからでしたら、丸の内口のほうが近いですよ。

B：人と待ち合わせをしているので、八重洲口につけてください。

会話の続き

〈例〉

A：お急ぎですか。

B：10時までに着かなければならないのですが、大丈夫ですか。

A：今日は道路が混んでいないので、充分間に合います。

B：それなら安心しました。

5 要求する／5-2 運転手に目的地まで行ってもらう（タクシーの中で）

応用編

基本会話を参考にして、**状況1**、**状況2**に合う会話をしましょう。

基本会話

A：お客さん、どちらまでですか。
B：東京駅の八重洲口までお願いします。
A：ここからでしたら、丸の内口のほうが近いですよ。
B：人と待ち合わせをしているので、八重洲口につけてください。

状況1

○○さんはタクシーに乗ったところです。

> ○○さんは、タクシーの運転手に行き先をきかれ、××まで行くように頼みました。
> 運転手は、今の時間なら高速に乗ったほうが早いと言いました。しかし、○○さんは途中に寄りたいところがあるので、高速に乗らずに行くように頼みました。

会話例　　対話者　C：運転手　D：○○さん

C：お客さん、どちらまでですか。
D：××まで行ってください。
C：今の時間なら高速のほうが早いと思いますよ。
D：でも、途中に寄りたいところがあるので、高速に乗らずに行ってください。

5 要求する／5-2 運転手に目的地まで行ってもらう（タクシーの中で）

状況2

○○さんは、印刷を頼んでおいた名刺を受け取りに来ました。

> 店員が領収書は必要かどうかきくので、○○さんは必要だと答えました。
> さらに、店員は「上様」という宛名でよいかどうかたずねたので、××会社という会社宛にしてほしいと言いました。

会話ヒント 　　　対話者　C：男性店員　D：○○さん

C：お客さま、領収書は必要ですか。

D：

C：

D：

拡大練習

基本会話に関連した場面で自由に会話をしてみましょう。

場所：タクシーの中

対話者：運転手と○○さん

　例：タクシーで自宅に帰る

　　　渋滞に巻き込まれる　　　　　　　など

6 許可をもらう

6-1 医師にたずねる（クリニックで）

○○さんは風邪をひいたので、診察を受けに来ました。お風呂に入ってもよいか、医師にたずねています。

対話者　A：医師　B：○○さん（↓）

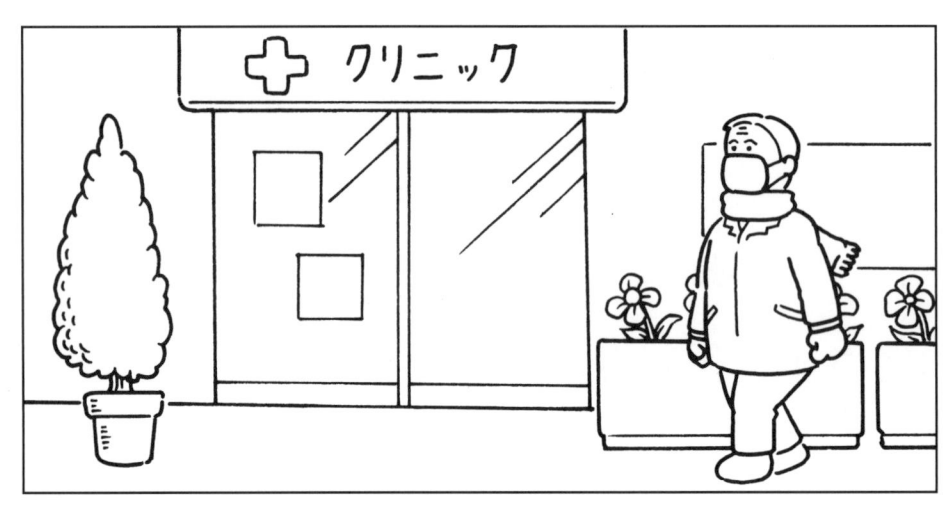

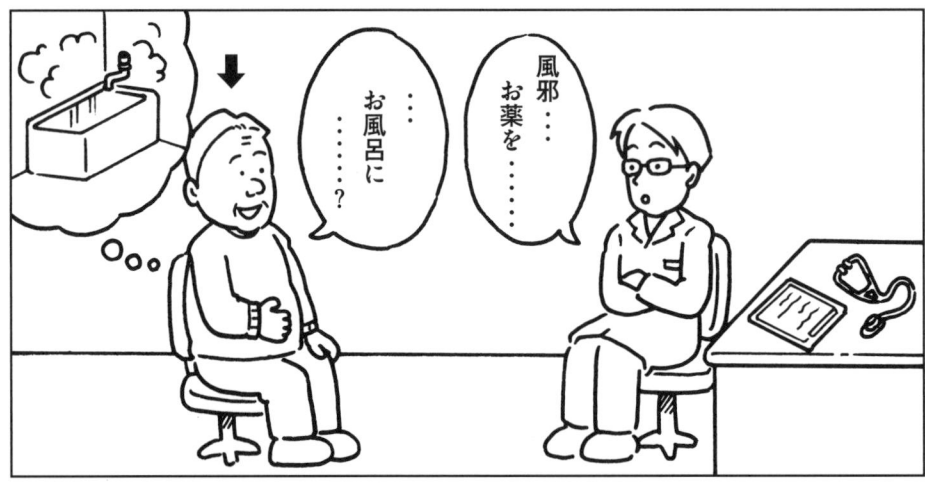

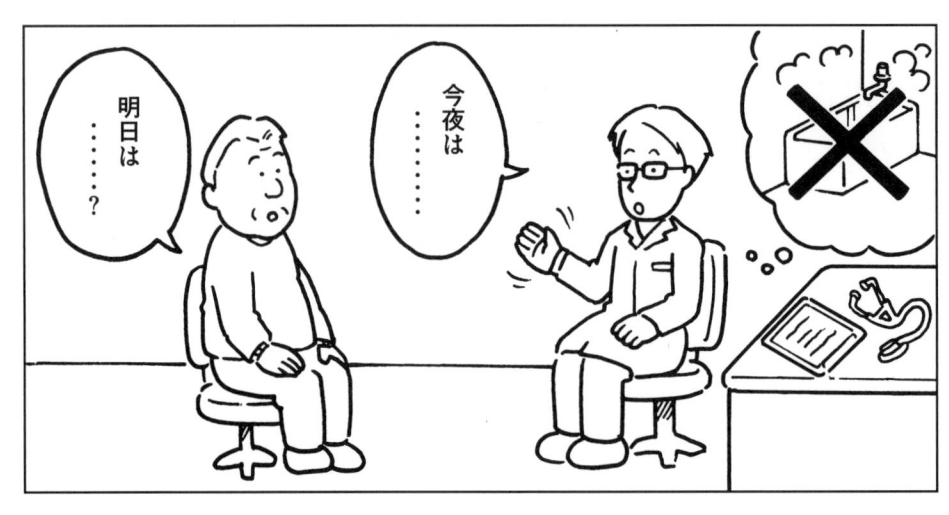

基本会話

A：風邪ですね。お薬を出しておきます。

B：今夜、お風呂に入ってもいいですか。

A：今夜はやめておいたほうがよいでしょう。

B：明日はいいですか。

会話の続き

〈例〉

A：明日、熱が下がっていればいいですよ。

B：わかりました。じゃあ、今夜はお風呂を我慢します。

A：お薬を飲んでもよくならなかったら、また来てください。

B：はい、わかりました。

6 許可をもらう／6-1 医師にたずねる（クリニックで）

応用編

基本会話を参考にして、**状況1**、**状況2**に合う会話をしましょう。

基本会話――――

A：風邪ですね。お薬を出しておきます。
B：今夜、お風呂に入ってもいいですか。
A：今夜はやめておいたほうがよいでしょう。
B：明日はいいですか。

状況1

○○さんは転んで足をいため、近くの整形外科に行きました。

> 医師は捻挫(ねんざ)だと言うのですが、○○さんは明日、外出してもよいかたずねました。
> 医師は安静にしていたほうがよいと言うので、あさってはどうか確かめることにしました。

会話例　　対話者　C：医師　D：○○さん

C：捻挫ですね。
D：明日、出かけてもいいですか。
C：明日は安静にしておいたほうがよいでしょう。
D：あさってなら大丈夫ですか。

状況2

○○さんは退院が決まりました。家に帰ったらお酒を飲みたいと思っています。

○○さんは、医師から退院したら普通の食事でよいと言われたので、帰ったらお酒を飲んでもよいか、たずねました。

医師は、当分やめておいたほうがよいと言いました。そこで、いつから飲めるのか、さらにたずねてみることにしました。

会話ヒント　　　対話者　C：医師　D：○○さん

C：退院したら普通のお食事で結構ですよ。

D：

C：

D：

拡大練習

基本会話に関連した場面で自由に会話をしてみましょう。

場所：クリニック

対話者：受付の人と○○さん

　例：初診の受付をする

　　　検査の申し込みをする　　　　　　など

6　許可をもらう

6-2　試着してもよいかたずねる（デパートの帽子売り場で）

○○さんは、帽子を買いにデパートにやってきました。気に入ったものをかぶってみてもよいか、店員にたずねています。

　　対話者　A：女性店員　B：○○さん（⬇）

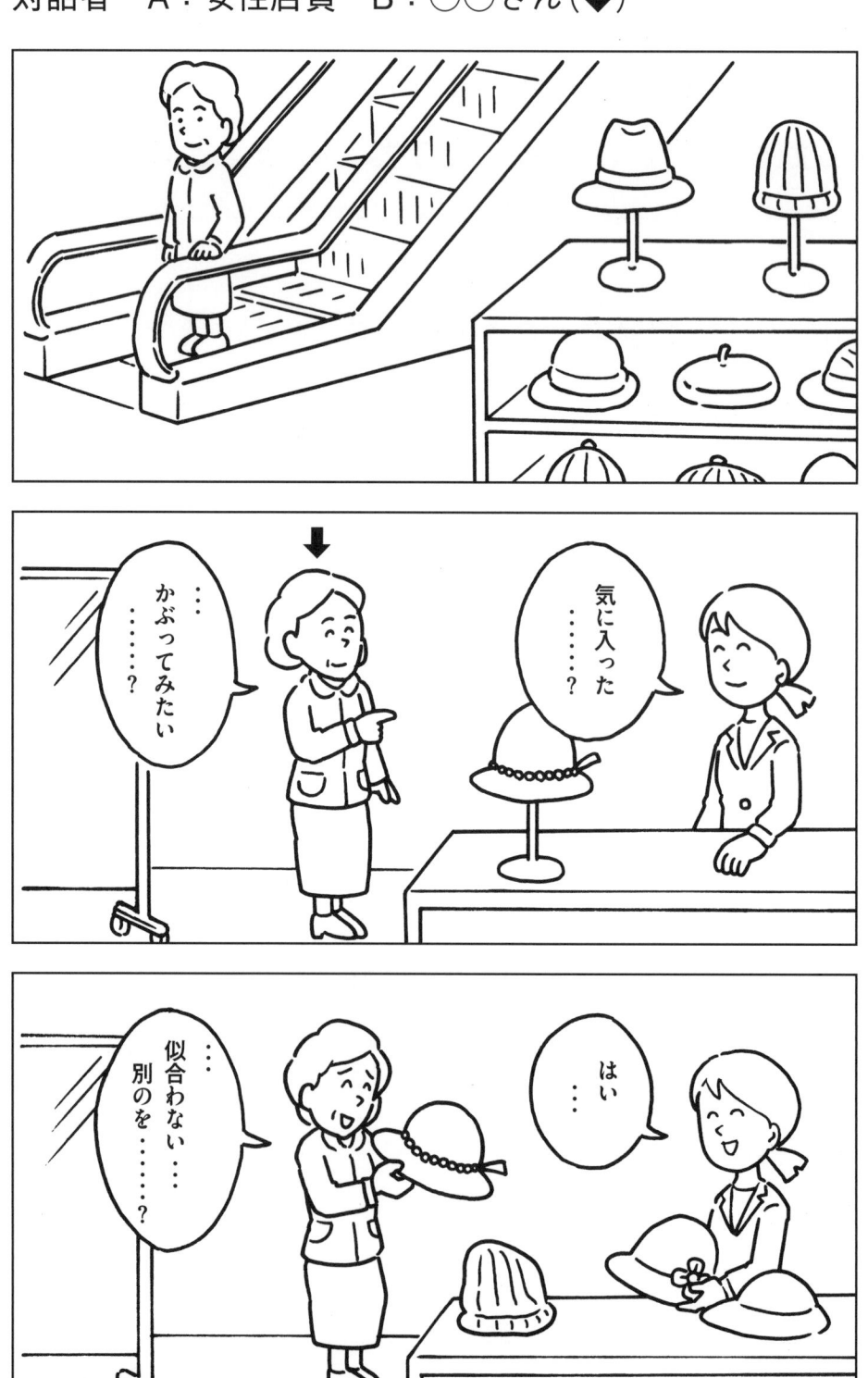

基本会話

A：気に入ったお品がありましたか。

B：それをかぶってみたいのですが、いいですか。

A：はい、どうぞ。

B：どうも似合わないので、別のを試してみてもいいですか。

会話の続き

〈例〉

A：どれをお取りしましょうか。

B：マネキンがかぶっているのでもいいですか。

A：はい、こちらですね。

B：この形で他の色はありますか。

6 許可をもらう／6-2 試着してもよいかたずねる（デパートの帽子売り場で）

応用編

基本会話を参考にして、**状況1**、**状況2**に合う会話をしましょう。

基本会話──────

A：気に入ったお品がありましたか。
B：それをかぶってみたいのですが、いいですか。
A：はい、どうぞ。
B：どうも似合わないので、別のを試してみてもいいですか。

状況1

○○さんは、コートを買いに来ました。

> ○○さんは、気に入ったデザインのものが見つかったので、試着してもよいか店員にきいてみました。
> 店員は、○○さんに着てみた具合はどうかたずねました。○○さんは、丈が少し短いので、他のものを試してもよいか、ききました。

会話例　　　対話者　C：女性店員　D：○○さん

C：お気に召したコートがありましたか。
D：これを着てみたいんだけれど、いいかしら。
C：はい、どうぞ。いかがですか。
D：少し丈が短いので、他のコートを着てみてもいいかしら。

6 許可をもらう／6-2 試着してもよいかたずねる（デパートの帽子売り場で）

状況2

○○さんは新しいコートにあうマフラーを探しています。

> 店員が、どのようなマフラーを探しているかたずねるので、チェック柄のマフラーが欲しいと答えました。
> 店員が、明るい色のマフラーを見せてくれました。○○さんは、それを首にかけて鏡で見てもよいか、たずねました。

会話ヒント　　　対話者　C：女性店員　D：○○さん

C：どのようなマフラーをお探しですか。

D：

C：

D：

拡大練習

基本会話に関連した場面で自由に会話をしてみましょう。

場所：デパート

対話者：店員と○○さん

　例：地下の食品売場で試食をする

　　　展示・即売会を見る　　　　　　など

7 確認する

7-1 薬の飲み方を確認する（薬局で）

○○さんは、薬局で薬の説明をしてもらっています。朝晩、食事の後に飲む薬と、朝だけ食後に飲む薬が出ていると言われました。

　　対話者　A：薬剤師　B：○○さん（⬇）

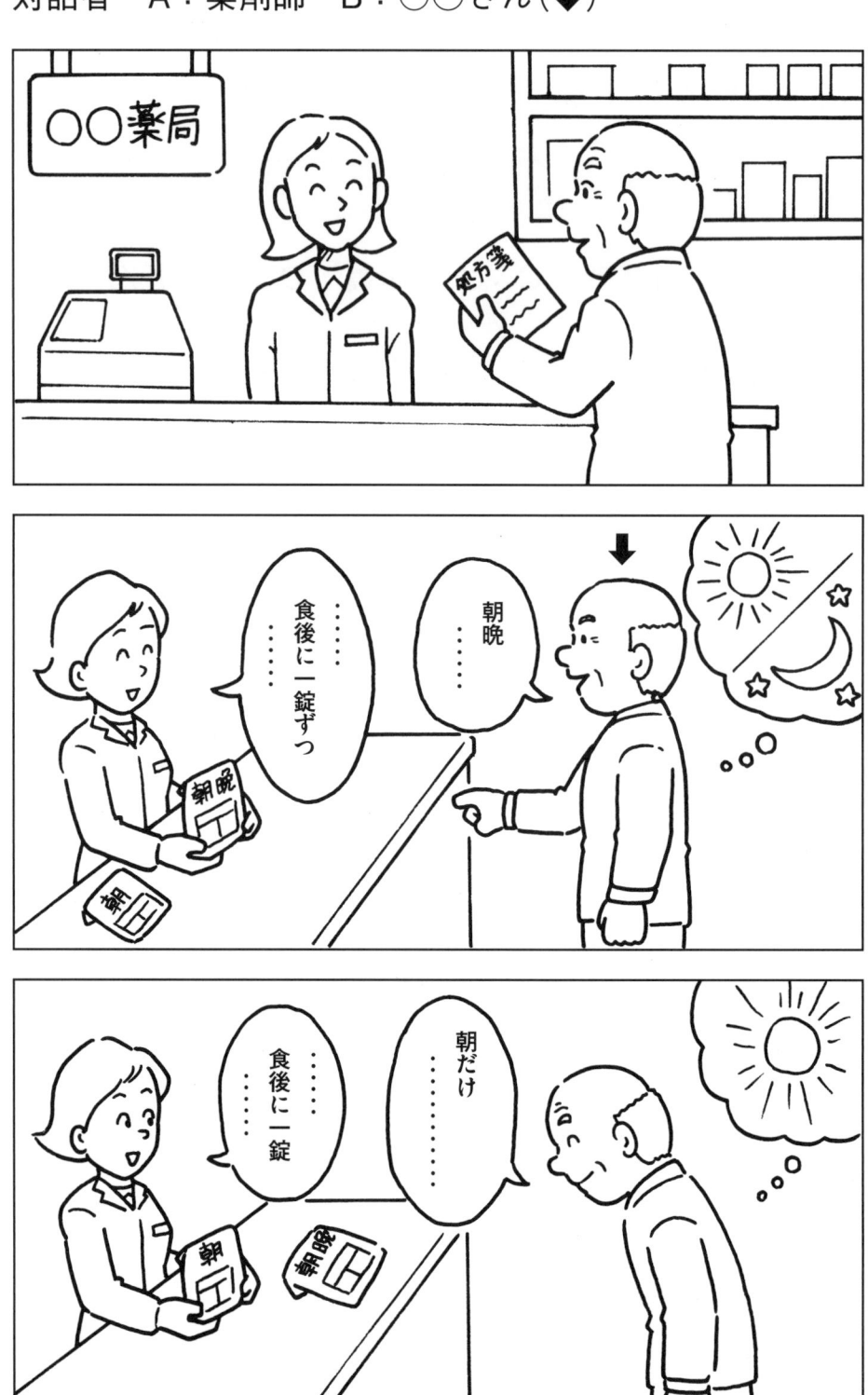

基本会話

A：この薬は朝晩、食後に1錠ずつ飲んでください。

B：朝晩、食後に1錠ずつですね。

A：こちらは朝だけ、食後に1錠飲んでください。

B：朝だけ食後に1錠ですね。

会話の続き

〈例〉

A：朝だけ飲む薬は大きな錠剤です。

B：この大きいのは、朝だけ飲めばよいのですね。

A：説明書にも書いてありますので、よく読んでください。

B：ここに書いてあるのですね。わかりました。

7 確認する／7-1 薬の飲み方を確認する（薬局で）

応用編

基本会話を参考にして、**状況1**、**状況2**に合う会話をしましょう。

基本会話――――

　　A：この薬は朝晩、食後に1錠ずつ飲んでください。
　　B：朝晩、食後に1錠ずつですね。
　　A：こちらは朝だけ、食後に1錠飲んでください。
　　B：朝だけ食後に1錠ですね。

状況1

　　○○さんは薬局に処方箋の薬を買いに来ています。

> 　薬剤師が、まず、朝晩食後に2錠ずつ飲む薬の説明をしました。○○さんは、間違えるといけないので確認しました。
> 　次に、咳がひどいときに飲む薬の説明を受けたので、○○さんは、咳がひどいときだけ、1錠飲めばよいことを確認しました。

会話例　　　対話者　C：薬剤師　D：○○さん

　　C：この薬は朝晩、食後に2錠ずつ飲んでください。
　　D：朝晩、食べた後に2錠だね。
　　C：こちらの薬は、咳がひどいときに飲んでください。
　　D：咳がひどいときだけ、1錠飲めばいいんだね。

7 確認する／7-1 薬の飲み方を確認する（薬局で）

状況２

　○○さんは眼科で、オレンジ色と白いキャップの目薬をもらいました。

　　薬剤師が、オレンジ色のキャップの目薬は、朝晩２回つけるように言うので、○○さんは朝晩２回つけることを確認しました。
　　次に薬剤師は、白いキャップの目薬は、朝１回だけつけるようにと言いました。○○さんは、念のためもう一度確認することにしました。

会話ヒント　　　対話者　Ｃ：薬剤師　Ｄ：○○さん

Ｃ：オレンジ色のキャップの目薬は朝晩２回つけてください。
Ｄ：
Ｃ：
Ｄ：

拡大練習

基本会話に関連した場面で自由に会話をしてみましょう。
場所：薬局
対話者：薬剤師と○○さん
　例：膝の痛みに効く薬を相談する
　　　風邪薬の副作用をたずねる　　　　　　　など

7 確認する

7-2 名前を確認する（失語症友の会の受付で）

○○さんは、友の会の受付で会員の名札を確認する係をしています。「やまだひろし」さんという初めての参加者の名札を書くことになりました。

対話者　A：初参加の男性会員　B：○○さん（⬇）

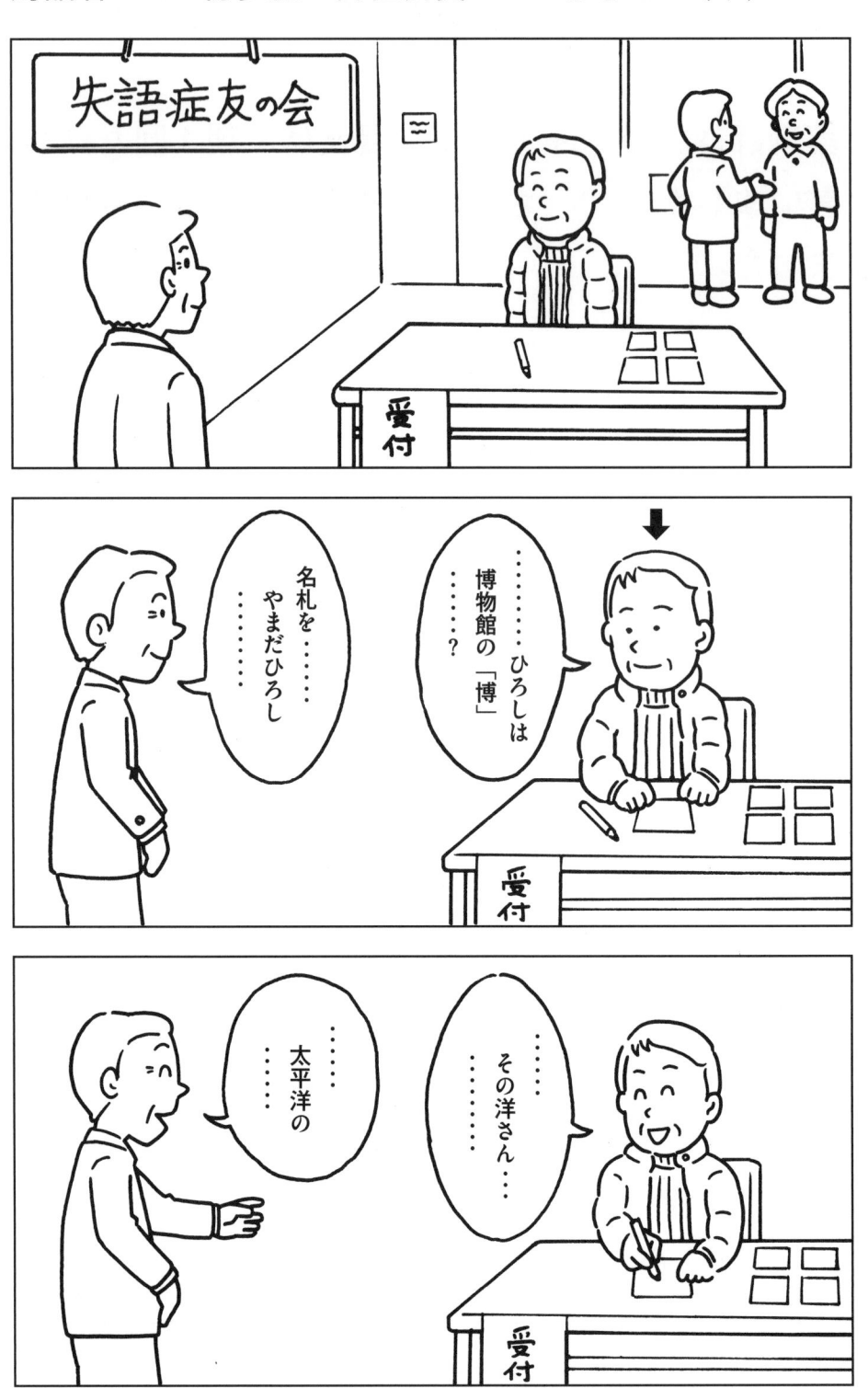

コマ1

コマ2
A：名札を……やまだひろし……
B：……ひろしは博物館の「博」……？

コマ3
A：……太平洋の……
B：……その洋さん……

基本会話

A：名札（なふだ）を作（つく）ってほしいのですが。やまだひろしといいます。

B：はい、ひろしさんのひろしは博物館（はくぶつかん）の「博（はく）」ですか。

A：いいえ、太平洋（たいへいよう）の「洋（よう）」です。

B：ああ、その洋（ひろし）さんですね。わかりました。

会話の続き

〈例〉

A：ひろしと読む漢字はたくさんありますよね。

B：そうですね。間違えるといけないので、毎回確かめることにしています。

A：僕の友達もひろしといいますが、広いの「広」という字ですよ。

B：ああ、広島の「広」ですね。

7 確認する／7-2 名前を確認する（失語症友の会の受付で）

応用編

基本会話を参考にして、**状況1**、**状況2**に合う会話をしましょう。

基本会話————

A：名札を作ってほしいのですが。やまだひろしといいます。
B：はい、ひろしさんのひろしは博物館の「博」ですか。
A：いいえ、太平洋の「洋」です。
B：ああ、その洋さんですね。わかりました。

状況1

　○○さんは会の受付で、黒板に参加者の名前を書く仕事を手伝っています。

> 　初めて参加する人が「さとうまさこ」と名乗ったので、○○さんは、まさこさんの「まさ」が「正しい」の「まさ」という字なのか、きいてみました。
> 　その人は優雅の「雅」と言うので、○○さんは、雅子さまの「まさ」なのかと確認しました。

会話例　　　対話者　C：初参加の女性会員　D：○○さん

C：初めて参加する、さとうまさこといいます。
D：まさは正しいという字ですか。
C：いいえ、優雅の「雅」です。
D：ああ、雅子さまの「雅」ですね。

状況2

　○○さんが留守番をしていると、奥さんの友人から電話がかかってきました。

> 　○○さんは、電話の相手の名前がよく聞き取れなかったので、**名前を聞き返しました。**
> 　高橋さんという人でした。高橋というのはよくある姓なので、○○さんは、**名前もきいておくことにしました。**

会話ヒント　　　対話者　C：電話の相手　D：○○さん

C：もしもし、高橋といいますが、奥様はいらっしゃいますか。

D：

C：

D：

拡大練習

基本会話に関連した場面で自由に会話をしてみましょう。

場所：友の会の受付

対話者：受付の人と○○さん

　例：今日の参加者の人数をたずねる

　　　前回忘れて帰った眼鏡についてたずねる　　　　など

8 否定する

8-1 自分の病気に関して否定する（病院の待合室で）

○○さんは、待合室で男性患者と話しています。自分の病気についてきかれましたが、違っているので否定しました。

対話者　A：男性患者　B：○○さん（⬇）

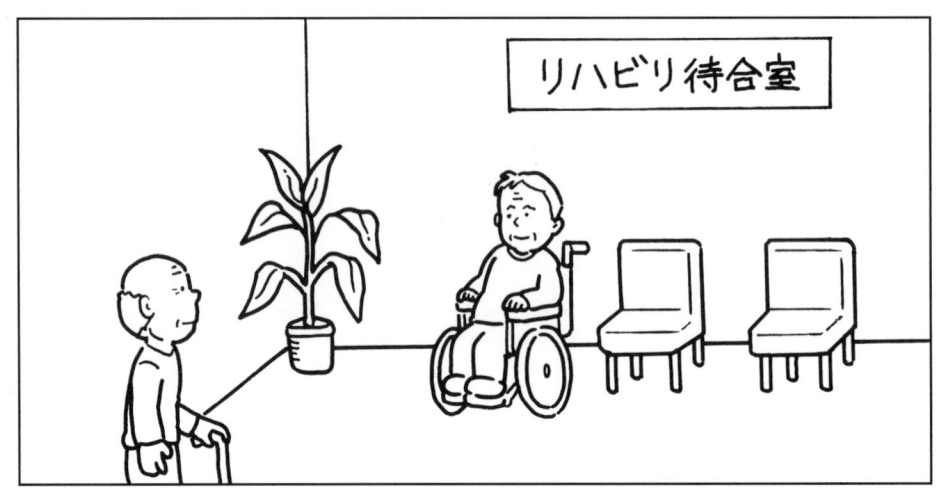

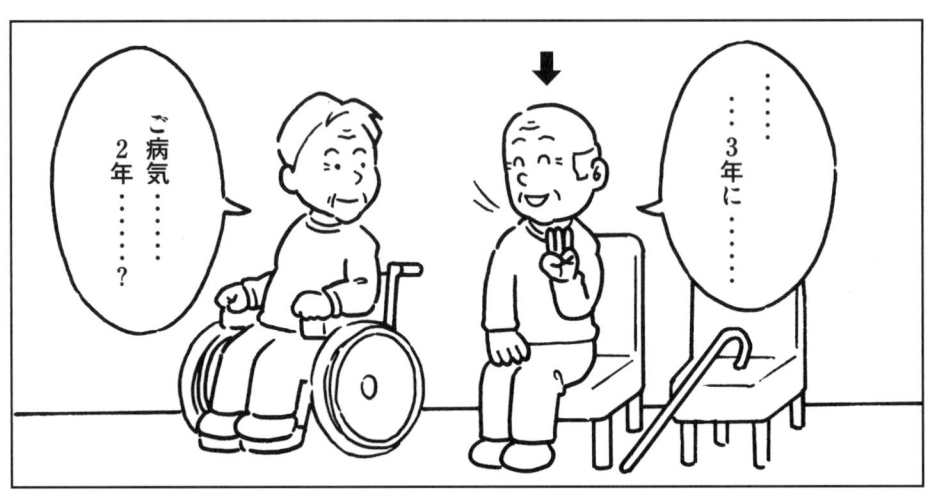

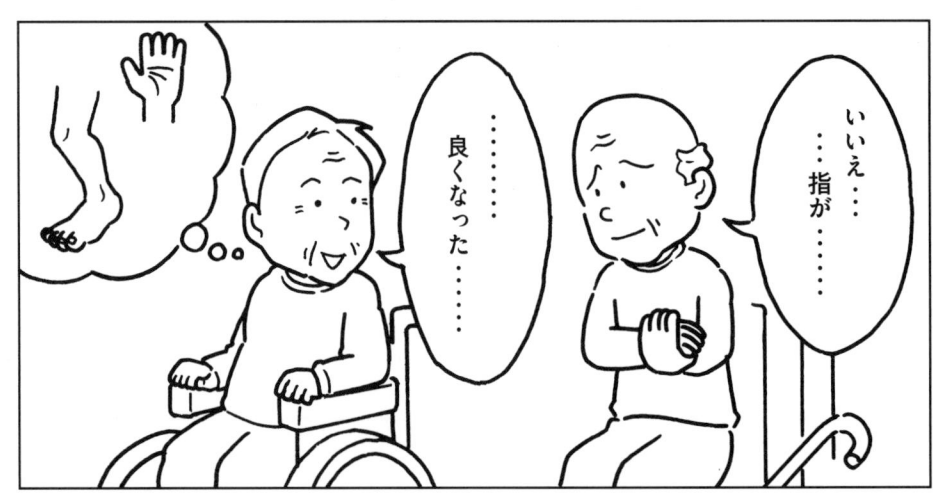

基本会話

A：ご病気をされて2年でしたか。

B：いいえ、もう3年になります。

A：手足はすっかり、良くなったようですね。

B：いいえ、まだ指がよく動きません。

会話の続き

〈例〉

A：字は右手で書いていますか。

B：いいえ、左手で書いています。

A：リハビリは続けていますか。

B：はい、週に1回通っています。

8 否定する／8-1 自分の病気に関して否定する（病院の待合室で）

応用編

基本会話を参考にして、**状況1**、**状況2**に合う会話をしましょう。

基本会話

　　A：ご病気をされて2年でしたか。
　　B：いいえ、もう3年になります。
　　A：手足はすっかり、良くなったようですね。
　　B：いいえ、まだ指がよく動きません。

状況1

　　〇〇さんは病院の前で知人と話しています。

> 　〇〇さんは知人に、退院してから3カ月かときかれました。違っているので否定し、まだ1カ月だと言いました。
> 　知人は、〇〇さんが自宅で生活に困ることがあるのではないかとたずねました。〇〇さんは、何とか生活できていると答えました。

会話例　　　対話者　C：男性知人　D：〇〇さん

　　C：退院されて3カ月でしたか。
　　D：いいえ、まだ1カ月です。
　　C：ご自宅で困ることはありませんか。
　　D：いいえ、何とか生活できています。

8 否定する／8-1 自分の病気に関して否定する（病院の待合室で）

状況２

○○さんは病院の外来でリハビリを始めて１年経ちました。

○○さんは、待合室で男性に、外来でリハビリを始めて半年くらいかときかれましたが、違っているので否定しました。
杖がなくても歩けるかどうかもきかれました。外では**必要だ**けれど、家の中は手すりがあるから大丈夫だと答えました。

会話ヒント　　　対話者　C：男性患者　D：○○さん

C：外来でリハビリを始めて半年くらいでしたか。

D：

C：

D：

拡大練習

基本会話に関連した場面で自由に会話をしてみましょう。
場所：病院の受付
対話者：受付の人と○○さん
　例：お見舞いに行き病室をたずねる
　　　面会時間を確認する　　　　　　　など

8 否定する

8-2 趣味に関して否定する（公園のベンチで）

○○さんは、公園のベンチで近所の人と話をしています。趣味についてきかれましたが、違っているので否定しました。

対話者　A：近所の男性　B：○○さん（⬇）

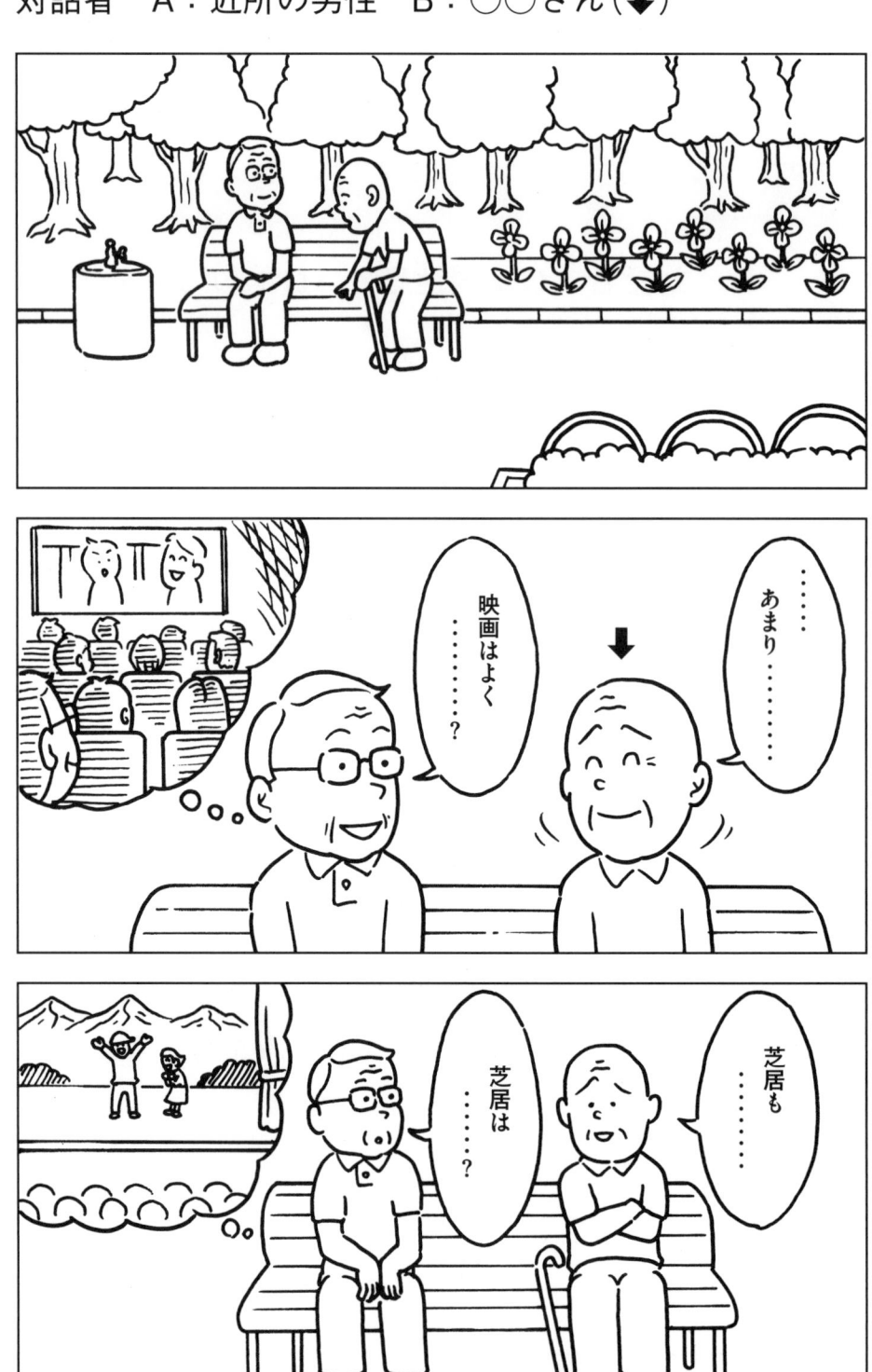

コマ2:
A:「映画はよく……？」
B:「あまり……」

コマ3:
A:「芝居は……？」
B:「芝居も……」

8 否定する／8-2 趣味に関して否定する（公園のベンチで）

> 基本会話

A：映画はよく見に行きますか。

B：いいえ、あまり見に行きません。

A：芝居はどうですか。

B：芝居もあまり好きではありません。

> 会話の続き

〈例〉

A：何か趣味はありますか。

B：少し絵を描きます。

A：絵ですか。いいですね、水彩画ですか。

B：はい、葉書に描いています。

8 否定する／8-2 趣味に関して否定する（公園のベンチで）

応用編

基本会話を参考にして、**状況1**、**状況2**に合う会話をしましょう。

基本会話———

　A：映画はよく見に行きますか。
　B：いいえ、あまり見に行きません。
　A：芝居はどうですか。
　B：芝居もあまり好きではありません。

状況1

　○○さんは同僚と会社の食堂で話をしています。

> 　○○さんは、同僚に外食をよくするかきかれたので、あまり外食はしないと否定しました。
> 　家で食べるほうが好きかときかれたので、のんびりできて好きだと答えました。

会話例　　対話者　C：男性同僚　D：○○さん

　C：外食はよくするんですか。
　D：いや、あまり外では食事をしないですね。
　C：家で食べるほうが好きですか。
　D：はい、家のほうがのんびりできていいですね。

8 否定する／8-2 趣味に関して否定する（公園のベンチで）

状況２

○○さんは公園のベンチで近所の男性と話しているところです。

○○さんは、趣味の旅行についてきかれたので、以前はよく行ったけれども、最近はあまり行かないと否定しました。
今までの旅行についてたずねられ、自分が行ったことのある所を答えました。

会話ヒント　　　対話者　C：近所の男性　D：○○さん

C：旅行にはよく行きますか。

D：

C：

D：

拡大練習

基本会話に関連した場面で自由に会話をしてみましょう。

場所：公園の植木市

対話者：植木職人と○○さん

　例：苗木を買う

　　　栽培方法をたずねる　　　　　　　　など

9 断る

9-1 食事のおかわりを断る（食卓で）

○○さんは、友人の家で、夕食をご馳走になっています。おかわりをすすめられましたが、もう十分なので断りました。

　　　対話者　A：女性友人　　B：○○さん（⬇）

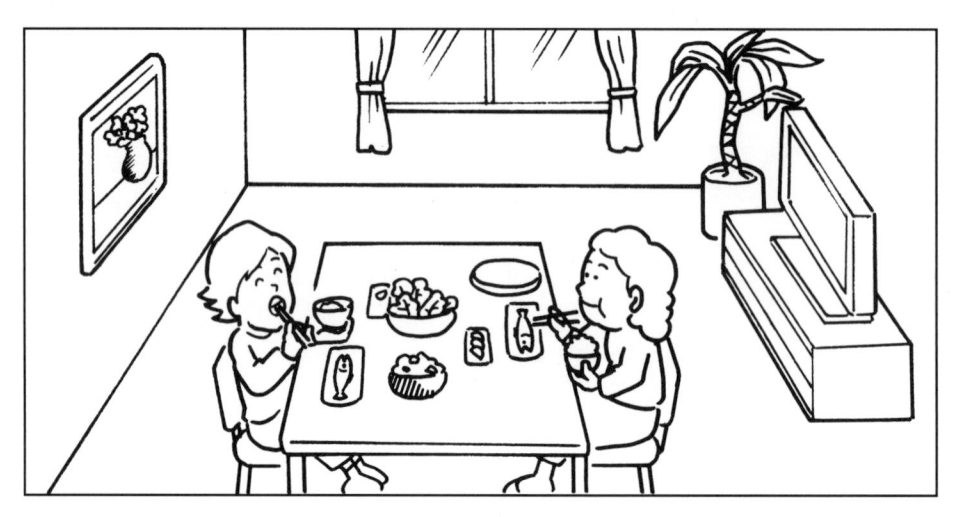

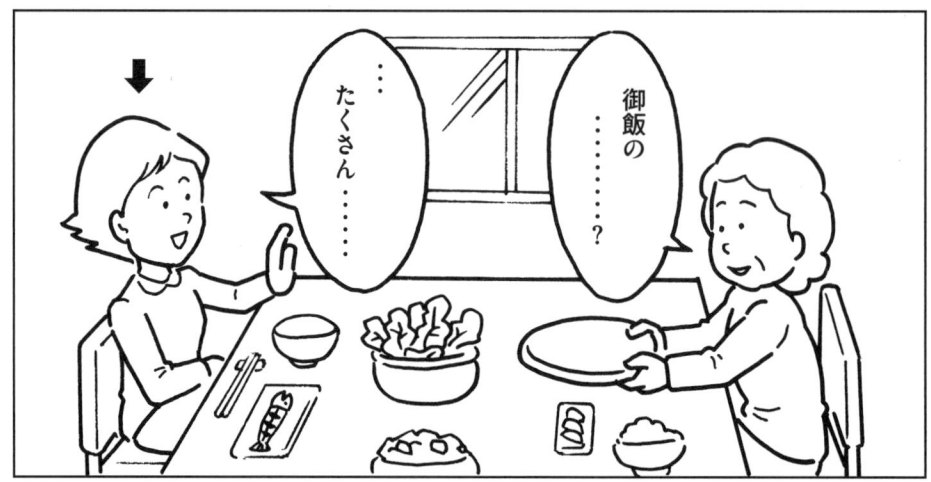

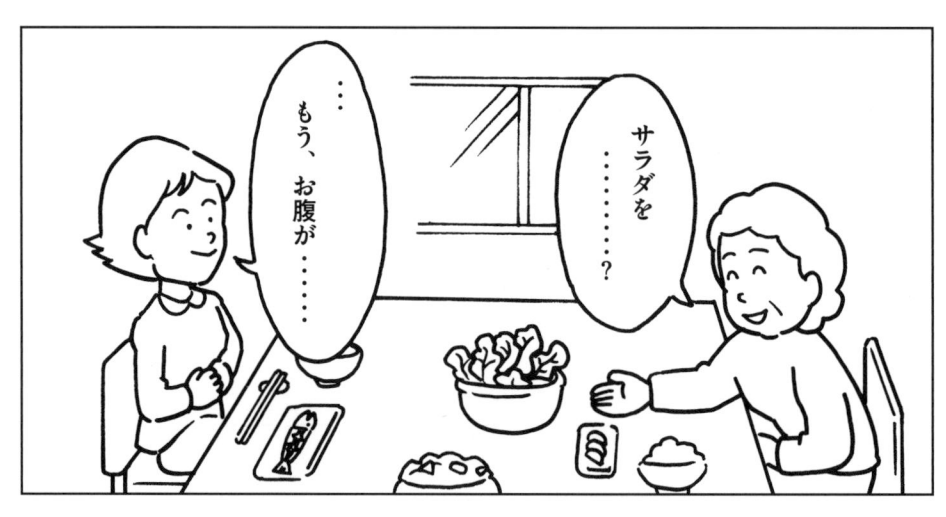

基本会話

A：御飯(ごはん)のおかわりをいかがですか。

B：いいえ、たくさんいただきました。

A：サラダをもう少(すこ)し召(め)し上(あ)がりませんか。

B：いいえ、もう、おなかがいっぱいです。

会話の続き

〈例〉

A：お口に合いましたか。

B：はい。とてもおいしかったです。

A：コーヒーを入れますね。

B：ありがとうございます。いただきます。

9 断る／9-1 食事のおかわりを断る（食卓で）

応用編

基本会話を参考にして、**状況1**、**状況2**に合う会話をしましょう。

基本会話────

　　A：御飯のおかわりをいかがですか。
　　B：いいえ、たくさんいただきました。
　　A：サラダをもう少し召し上がりませんか。
　　B：いいえ、もう、おなかがいっぱいです。

状況1

　○○さんは、友人の家で夕食をご馳走になっています。

> ○○さんは、味噌汁のおかわりをすすめられましたが、おなかがいっぱいなので断りました。
> お茶を飲むかときかれたので、もらうことにしました。

会話例　　　対話者　C：女性友人　D：○○さん

　C：お味噌汁のおかわりはいかが。
　D：いいえ、もうおなかがいっぱいで。
　C：じゃあ、お茶を入れるわ。
　D：ありがとう、いただくわ。

状況2

○○さんは、友人の家で夕食をご馳走になっています。

> ○○さんは、食後に桃をすすめられましたが、これ以上食べられません。
> 友人は、遠慮しないようにと言うのですが、お礼を言って断りました。

会話ヒント　　　対話者　C：女性友人　D：○○さん

C：桃が冷えてるんですけど、いかが？

D：

C：

D：

拡大練習

基本会話に関連した場面で自由に会話をしてみましょう。

場所：友人宅

対話者：友人と○○さん

　例：手作りのクッキーを渡す

　　　蘭の鉢をほめる　　　　　　　　　　など

9 断る

9-2 旅行の誘いを断る（喫茶店で）

○○さんは知人と喫茶店に入りました。そこで旅行に誘われました。しかし、その日は変更できない用事があるので断ることにしました。

対話者　A：男性知人　B：○○さん（⬇）

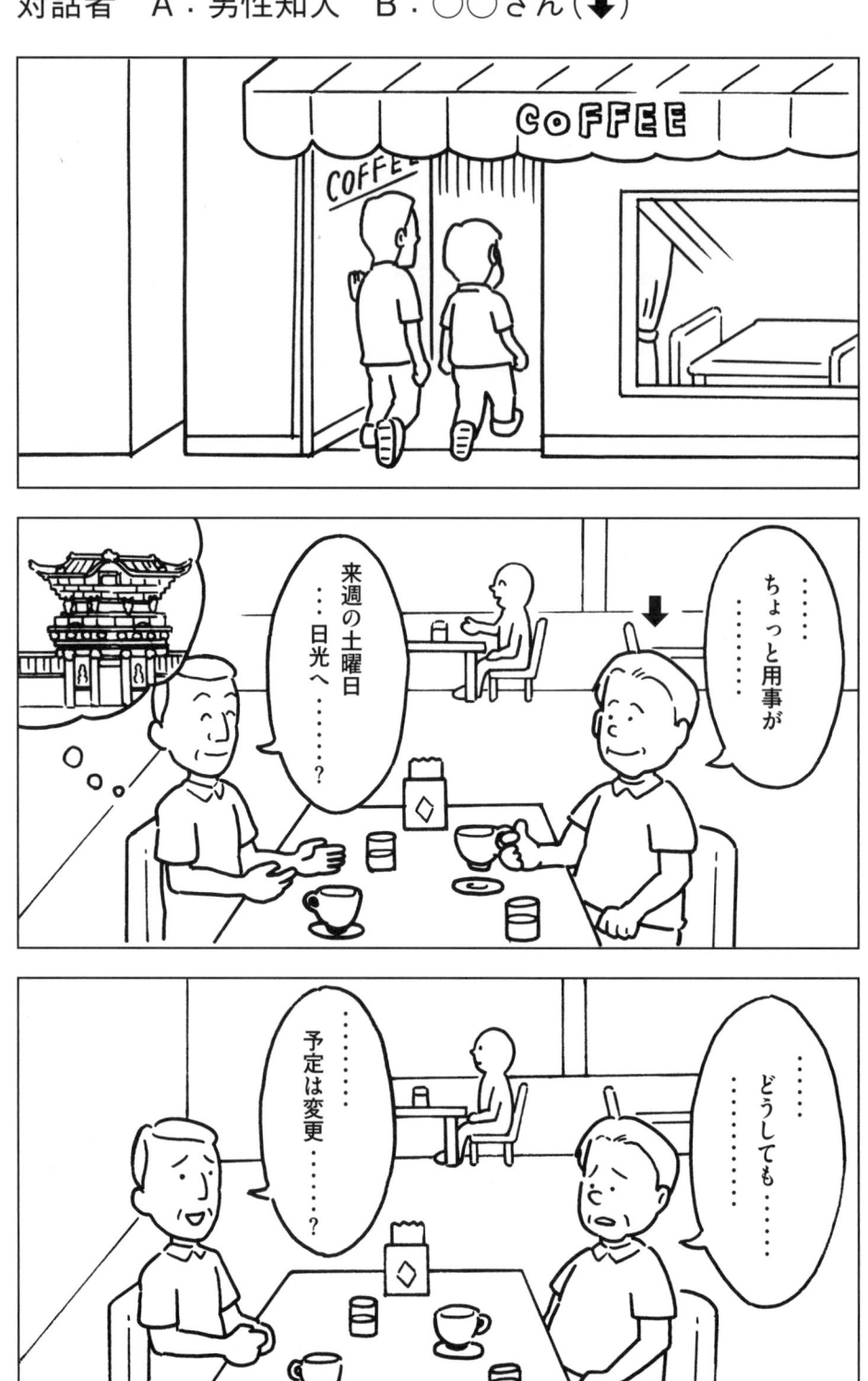

（第2コマ）
A：来週の土曜日…日光へ……？
B：……ちょっと用事が

（第3コマ）
A：……予定は変更……？
B：どうしても……

基本会話

A：来週の土曜日、いっしょに日光へ行きませんか。

B：その日は、ちょっと用事があるのです。

A：それは残念ですね。その予定は変更できませんか。

B：すみません、どうしても抜けられない用事なのですよ。

会話の続き

〈例〉

A：では、次の機会には是非いっしょに行きましょう。

B：はい。日光にはまだ行ったことがないので、行ってみたいですね。

A：とてもきれいな所ですよ。

B：そのようですね。写真はよく見ます。

9 断る／9-2 旅行の誘いを断る（喫茶店で）

応用編

基本会話を参考にして、**状況1**、**状況2**に合う会話をしましょう。

基本会話————

　A：来週の土曜日、いっしょに日光へ行きませんか。
　B：その日は、ちょっと用事があるのです。
　A：それは残念ですね。その予定は変更できませんか。
　B：すみません、どうしても抜けられない用事なのですよ。

状況1

　○○さんは友人の家で、評判の美術展に誘われています。

> 　○○さんは、友人に来週土曜日、美術館に行かないかと誘われました。しかし、病院に行かなくてはいけないので断りました。
> 　友人は、その予定は変えられないかと言うのですが、検査の予約があるのです。

会話例　　　対話者　C：男性友人　D：○○さん

　C：来週の土曜日、いっしょに美術館へ行かない？
　D：その日は病院に行かなくちゃいけないんだ。
　C：そうか。残念だな。その予定は変えられないの？
　D：検査の予約をしているから、だめなんだよ。

状況2

○○さんはリハビリの待合室で友人と話しているところです。

> ○○さんは、友人から来週の失語症友の会に誘われました。しかし、その日は用事があるので断ることにしました。
> 友人は、その予定を変えられないかと言うのですが、実は姪の結婚式なのです。

会話ヒント　　　対話者　C：男性友人　D：○○さん

C：来週の土曜日、いっしょに友の会に参加しない？

D：

C：

D：

拡 大 練 習

基本会話に関連した場面で自由に会話をしてみましょう。

場所：喫茶店

対話者：店員と○○さん

　例：飲み物を注文する

　　　水のおかわりを頼む　　　　　　　など

9 断る／9-2 旅行の誘いを断る（喫茶店で）

10 謝る

10-1 待ち合わせに遅れて謝る（駅の改札口で）

○○さんは、駅で知人と待ち合わせをしました。ところが、電車の事故があって、○○さんは約束に遅れました。そこで知人に謝りました。

対話者　A：男性知人　B：○○さん（⬇）

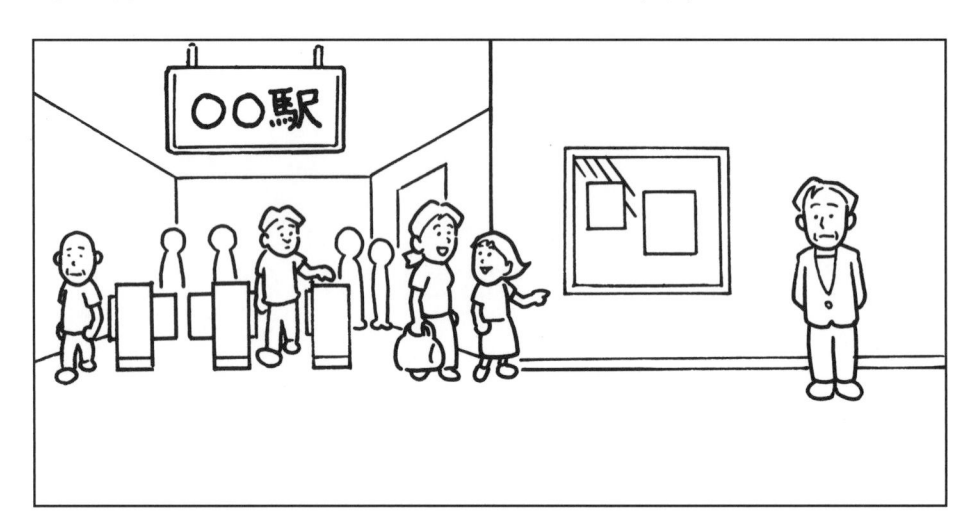

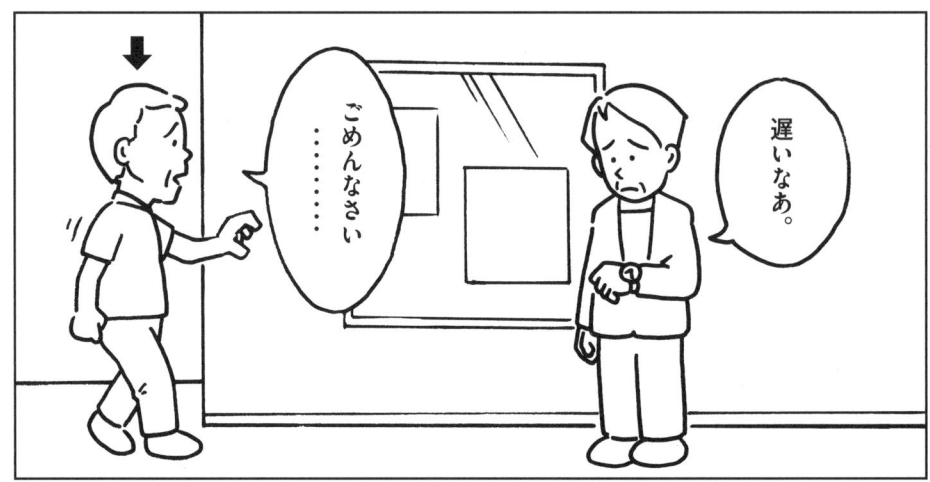

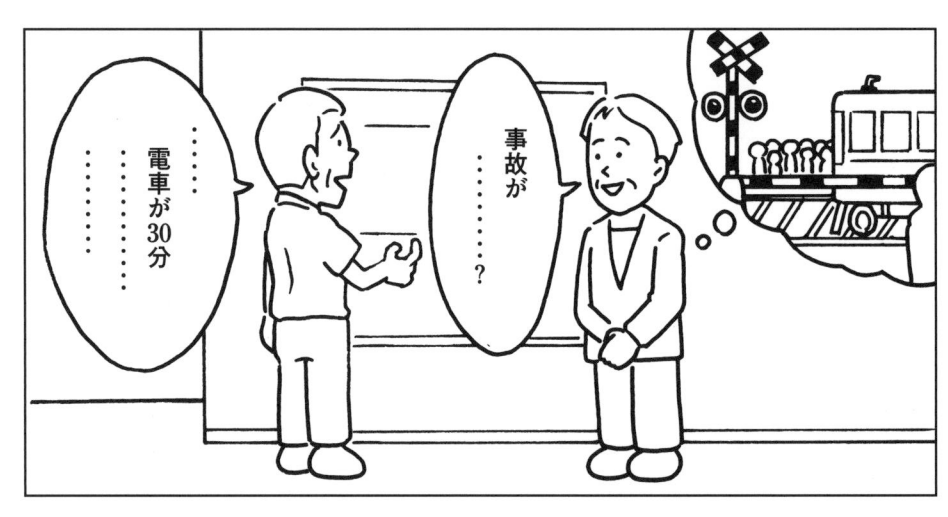

10 謝る／10-1 待ち合わせに遅れて謝る（駅の改札口で）

基本会話

A：遅いなあ。

B：ごめんなさい。お待たせしました。

A：事故があったのですか。

B：はい、それで電車が30分ほど遅れていました。すみません。

会話の続き

〈例〉

A：そうでしたか。大変でしたね。

B：はい、でも電車が動いていたのでよかったです。

A：最近、よく電車が遅れますね。

B：そうですね。もう少し早めに家を出ればよかったのですが。

10 謝る／10-1 待ち合わせに遅れて謝る（駅の改札口で）

応用編

基本会話を参考にして、**状況1**、**状況2**に合う会話をしましょう。

基本会話————

A：遅いなあ。
B：ごめんなさい。お待たせしました。
A：事故があったのですか。
B：はい、それで電車が30分ほど遅れていました。すみません。

状況1

○○さんは、友人との待ち合わせに遅れてしまいました。

> 友人は、何かあったのではないかと心配していました。○○さんは友人に、待たせたことを謝りました。
> ○○さんは、電車で来たのかきかれたので、今日はバスにしたと答えました。道が混んでいて遅れてしまったのです。

会話例　　対話者　C：男性友人　D：○○さん

C：何かあったのかなあ。
D：ごめん。待たせて悪かったね。
C：電車で来たの？
D：いや、今日はバスにしたんだけど、道が混んでいて遅れちゃったんだ。

10 謝る／10-1 待ち合わせに遅れて謝る（駅の改札口で）

状況2

　○○さんは駅のホームで女性の友人と待ち合わせていましたが、遅れてしまいました。

> 　友人は、○○さんが来ないので心配しています。そこへ○○さんが来て、友人に遅れたことを謝りました。
> 　○○さんは、何かあったのかきかれたので、実は、家を出ようとした時に母親から電話があったと説明しました。

会話ヒント　　　対話者　C：女性友人　D：○○さん

C：もう時間なのに、変ね。

D：

C：

D：

拡大練習

基本会話に関連した場面で自由に会話をしてみましょう。

場所：駅

対話者：駅員と○○さん

　例：急行が△△駅に停車するかどうかたずねる

　　　発車時刻をたずねる　　　　　　など

10 謝る

10-2 足を踏んでしまって謝る（混雑した電車の中で）

○○さんは、電車が急に揺れたので、隣に立っていた女性の足を踏んでしまいました。女性に言われて謝っています。

対話者　A：隣に立っている女性　B：○○さん（⬇）

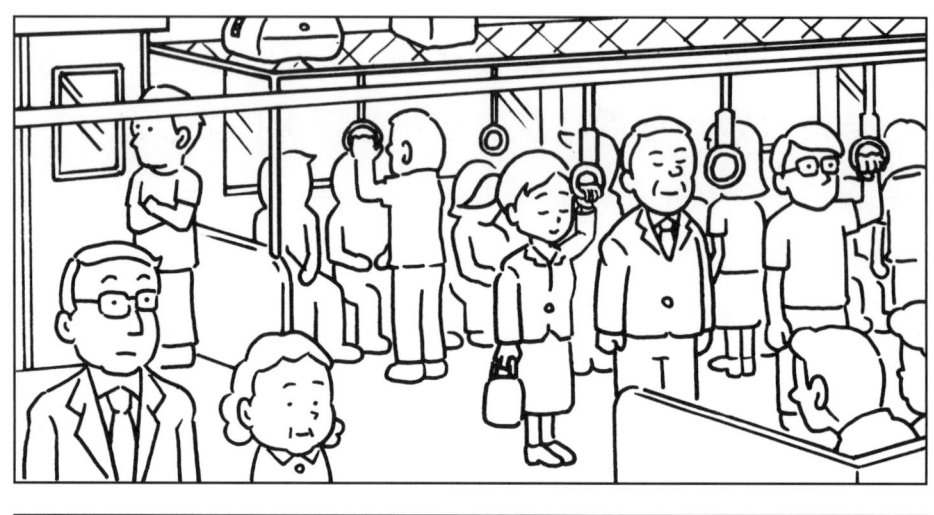

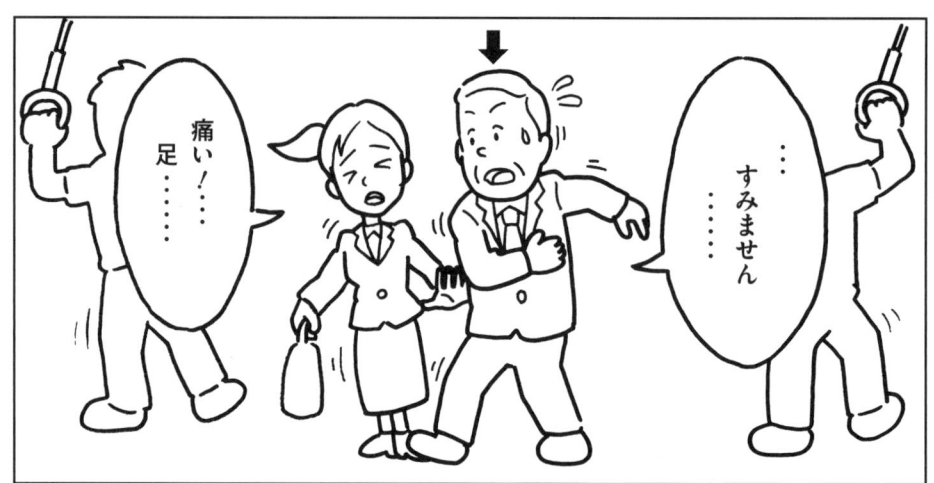

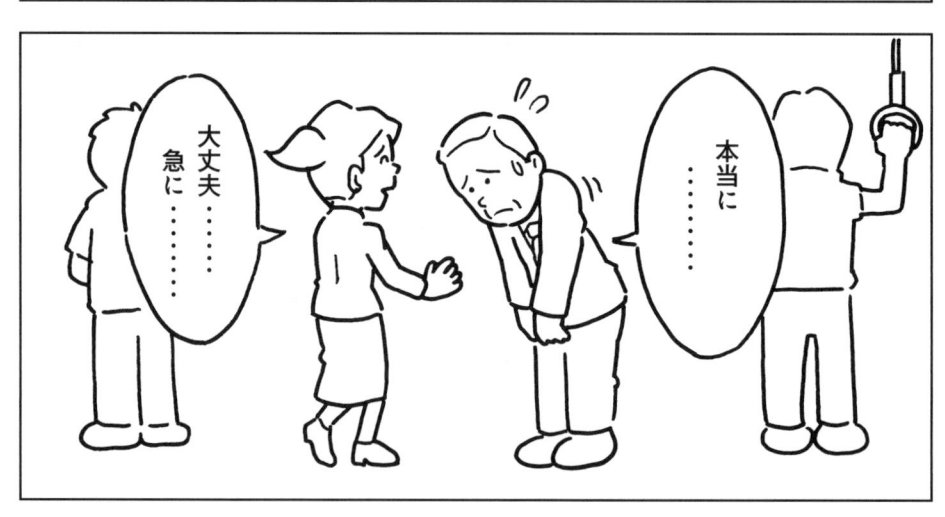

痛い！……足……

……すみません……

大丈夫……急に……

本当に……

基本会話

A：痛い！ 足、踏んでいますよ。

B：あっ、すみません。ごめんなさい。

A：大丈夫ですよ。急に揺れましたからね。

B：本当にごめんなさい。

会話の続き

〈例〉

A：つり革につかまったほうが安全ですね。

B：そうします。痛くなかったですか。

A：大丈夫ですよ。

B：すみませんでした。

10 謝る／10-2 足を踏んでしまって謝る（混雑した電車の中で）

応用編

基本会話を参考にして、**状況1**、**状況2**に合う会話をしましょう。

基本会話――――

A：痛い！ 足、踏んでいますよ。
B：あっ、すみません。ごめんなさい。
A：大丈夫ですよ。急に揺れましたからね。
B：本当にごめんなさい。

状況1

○○さんは、電車に乗っていました。

> ○○さんは、鞄を網棚に載せようとして、うっかり隣の男性にぶつけてしまったのに、気づきませんでした。男性に言われて、あわてて謝りました。
> 男性が鞄を網棚に載せてくれると言うので、○○さんはお礼を言いました。

会話例　　　対話者　C：隣に立っている男性　D：○○さん

C：鞄がぶつかりましたよ。
D：あっ、すみません。網棚に載せようと思ったんです。
C：載せてあげましょうか。
D：ありがとうございます。申し訳ありませんでした。

10 謝る／10-2 足を踏んでしまって謝る（混雑した電車の中で）

状況2

○○さんは、雨の日に混んだ電車に乗っています。

○○さんは、持っていた傘の水が、隣の女性にかかってしまったのに気がつきませんでした。女性に言われて、あわてて謝りました。
服が濡れなかったかきいたところ、スカートが少し濡れたと言うので、○○さんはハンカチを貸しました。

会話ヒント　　　対話者　C：隣に立っている女性　D：○○さん

C：冷たい！　水がかかりましたよ。

D：

C：

D：

拡大練習

基本会話に関連した場面で自由に会話をしてみましょう。

場所：電車の中

対話者：車掌と○○さん

　例：乗り換え駅を確認する

　　　電車の行き先を確認する　　　　　　　など

11 誘う

11-1 食事に誘う（繁華街で）

○○さんは、知人と碁会所で碁を打って帰るところです。お昼近かったので、知人を食事に誘っています。

対話者　A：男性知人　B：○○さん（⬇）

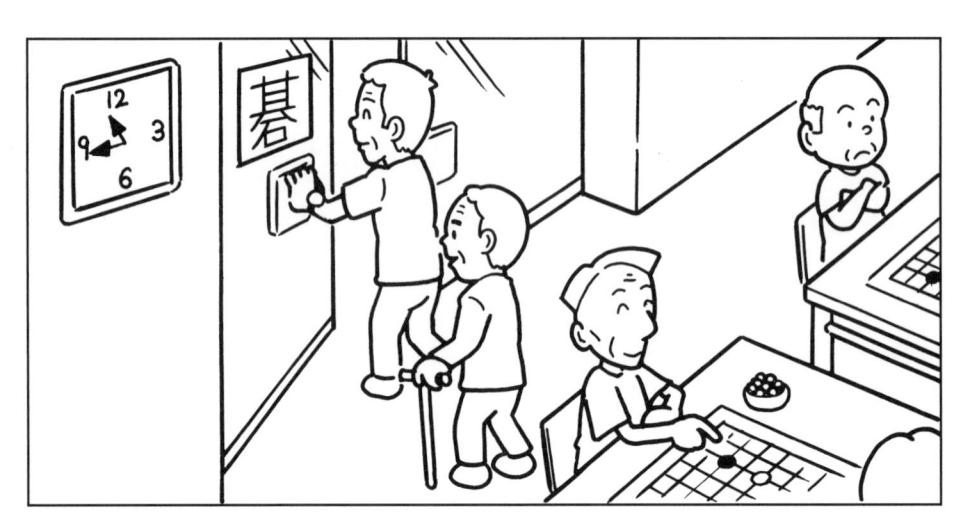

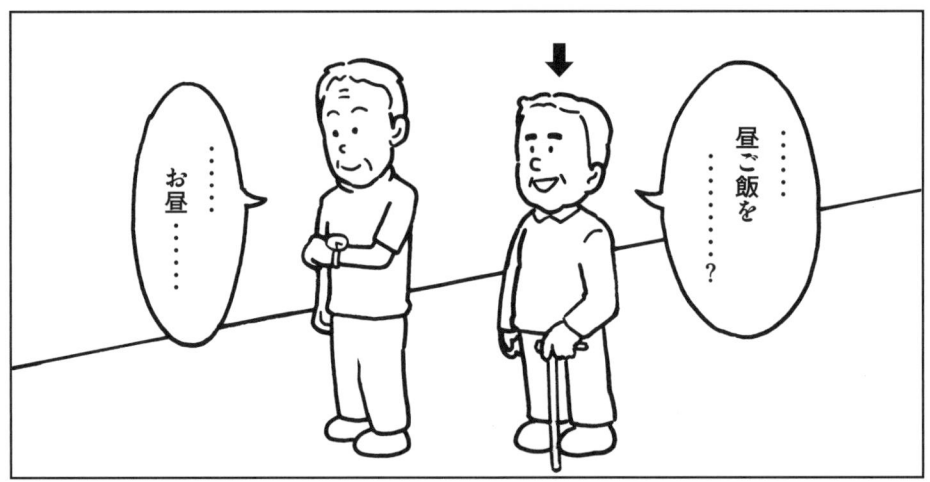

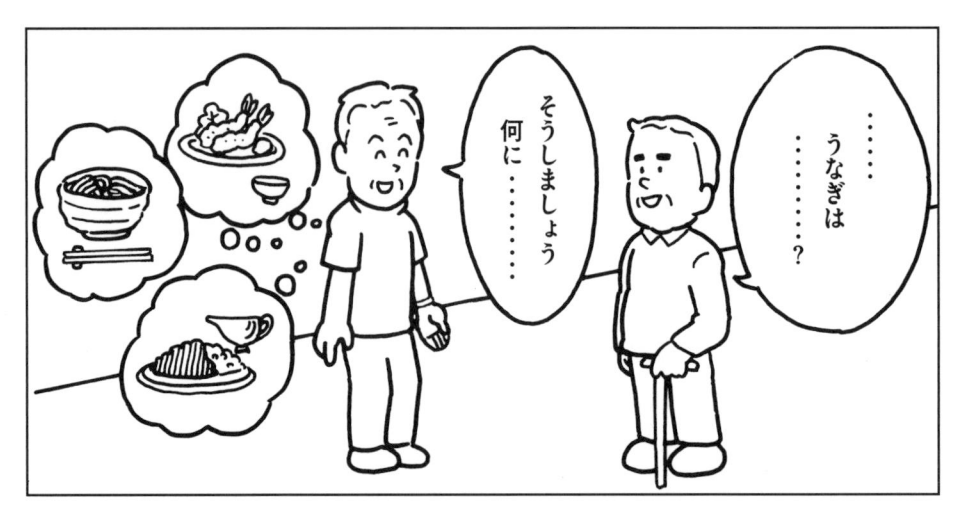

11 誘う／11-1 食事に誘う（繁華街で）

基本会話

A：そろそろお昼ですね。

B：そうですね。昼ご飯をいっしょに食べませんか。

A：そうしましょう。何にしましょうか。

B：久しぶりにうなぎはどうですか。

会話の続き

〈例〉

A：いいですね。よい店がありますか。

B：ありますよ。ここから10分くらいだから、歩きましょう。

A：よくいらっしゃるお店ですか。

B：いえ、3カ月に1度くらいです。

11 誘う／11-1 食事に誘う（繁華街で）

応用編

基本会話を参考にして、**状況1**、**状況2**に合う会話をしましょう。

基本会話────

　　A：そろそろお昼ですね。
　　B：そうですね。昼ご飯をいっしょに食べませんか。
　　A：そうしましょう。何にしましょうか。
　　B：久しぶりにうなぎはどうですか。

状況1

　○○さんは友人と買い物をしています。

>　友人がのどが渇いたと言うので、○○さんはお茶を飲もうと誘いました。
>　どこかよい店を知っているかときかれたので、駅前の喫茶店がいいと提案しました。

会話例　　　対話者　C：女性友人　D：○○さん

　　C：のどが渇いたわね。
　　D：そうね。お茶でも飲まない？
　　C：どこかよいお店を知ってる？
　　D：駅前の喫茶店はどうかしら。

11 誘う／11-1 食事に誘う（繁華街で）

状況２

○○さんは近所の女性と買い物をしています。

○○さんは、相手の女性が疲れたと言うので、ショッピングセンターのベンチで休もうと誘いました。
しかしその女性は、天気がいいから外で休むのはどうかと言いました。そこで○○さんは、この先の公園に彼女を誘いました。

会話ヒント　　　対話者　C：近所の女性　D：○○さん

C：疲れたわね。

D：

C：

D：

拡大練習

基本会話に関連した場面で自由に会話をしてみましょう。

場所：街の郵便局

対話者：郵便局員と○○さん

　例：切手を買う

　　　書留を送る　　　　　　など

11 誘う

11-2 映画に誘う（映画館前で）

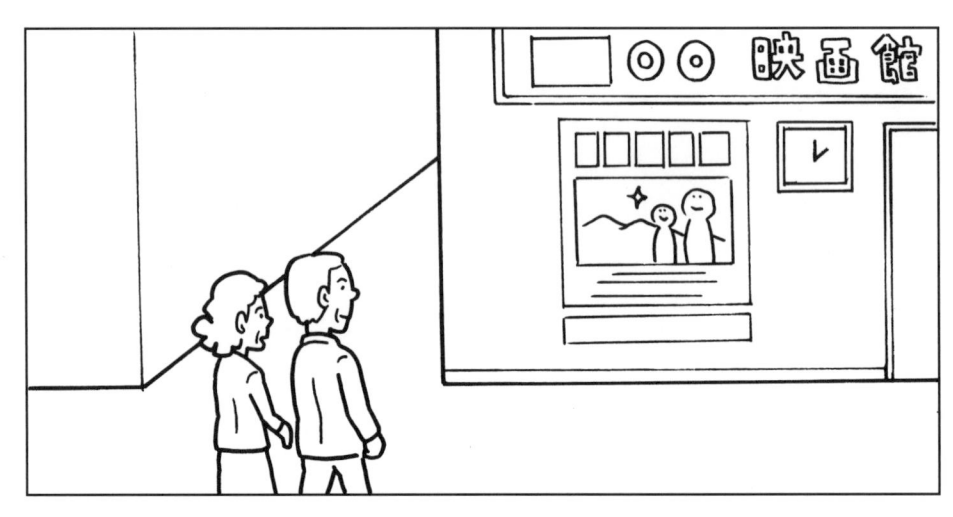

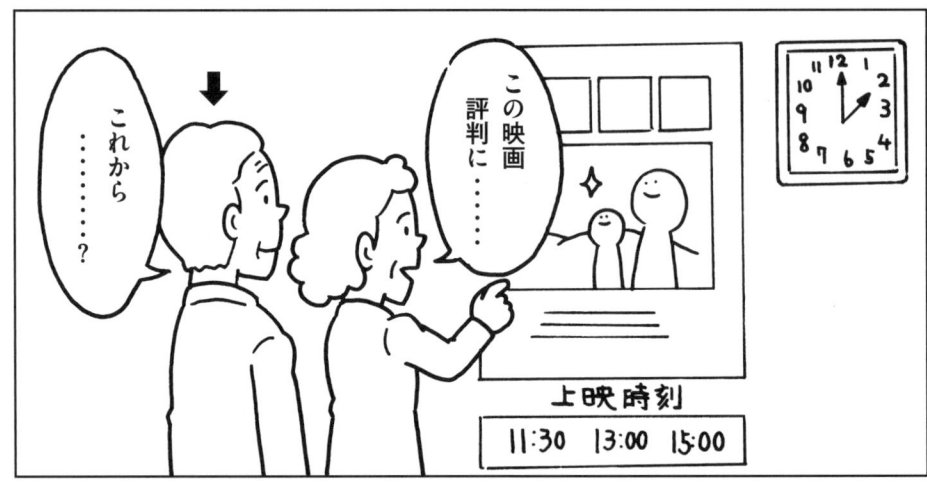

○○さんは、友人と映画館の前を通りました。評判になっている映画をやっているので、これから見ようと友人を誘っています。

対話者　A：女性友人　B：○○さん（⬇）

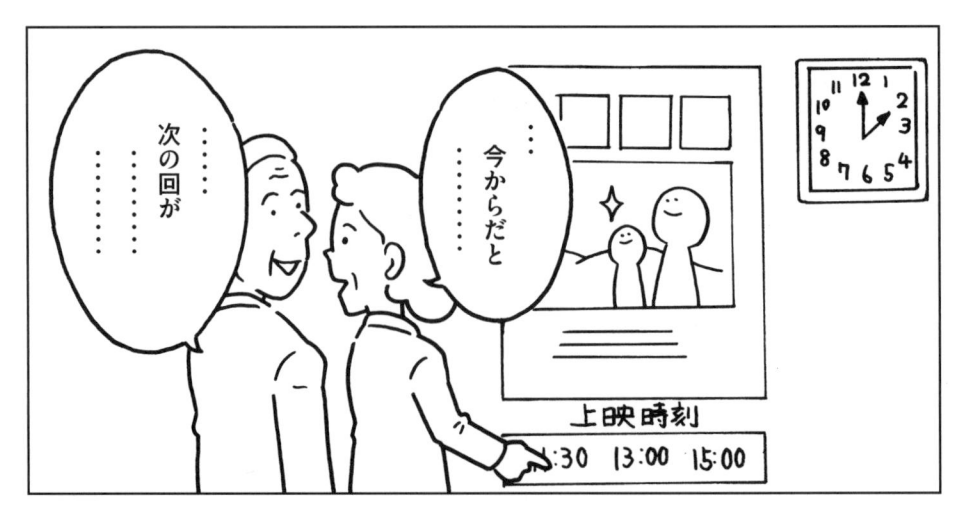

基本会話

A：この映画、評判になっていますね。

B：これから見ましょうか。

A：でも今からだと、途中ですね。

B：じゃあ、次の回が始まる時に入りましょうか。

会話の続き

〈例〉

A：次の回まで まだ1時間くらいありますね。

B：そうですね。じゃあ、お茶でも飲みませんか。

A：そうしましょうか。

B：あそこに喫茶店がありますよ。

11 誘う／11-2 映画に誘う（映画館前で）

応用編

基本会話を参考にして、**状況1**、**状況2**に合う会話をしましょう。

基本会話――――――

　　A：この映画、評判になっていますね。
　　B：これから見ましょうか。
　　A：でも今からだと、途中ですね。
　　B：じゃあ、次の回が始まる時に入りましょうか。

状況1

　　○○さんは、友人と映画館の前を通りかかりました。

> 　友人が、来週からおもしろそうな映画が始まると言うので、○○さんは、いっしょに見ようと誘いました。
> 　友人がいつにしようかときくので、週末は混雑するから平日の夜がいいと答えました。

会話例　　　対話者　C：女性友人　D：○○さん

　　C：来週、新しい映画が始まるわね。
　　D：おもしろそうだね。いっしょに見ようか？
　　C：いいわね。いつがいい？
　　D：週末は混雑するから、平日の夜はどうだろう？

状況2

○○さんは、友人の女性と美術館の前を通りかかりました。

> ちょうど、○○さんが好きな写真家の個展が開かれていました。○○さんはこれから見に行こうと友人を誘いました。
> しかし、友人は今日はこの後用事があるということなので、明日の都合をきいてみました。

会話ヒント　　　対話者　C：女性友人　D：○○さん

C：面白そうな写真展をやっているのね。

D：

C：

D

拡大練習

基本会話に関連した場面で自由に会話をしてみましょう。

場所：映画館

対話者：窓口の人と○○さん

　例：チケットを買う

　　　上映時刻をたずねる　　　　　　など

12 苦情を言う

12-1 注文した品を間違えられて苦情を言う
（レストランで）

○○さんは、レストランに来ました。チキンカレーを注文したのに違うものがきたので、ウェイターに苦情を言っています。

対話者　A：ウェイター　B：○○さん（↓）

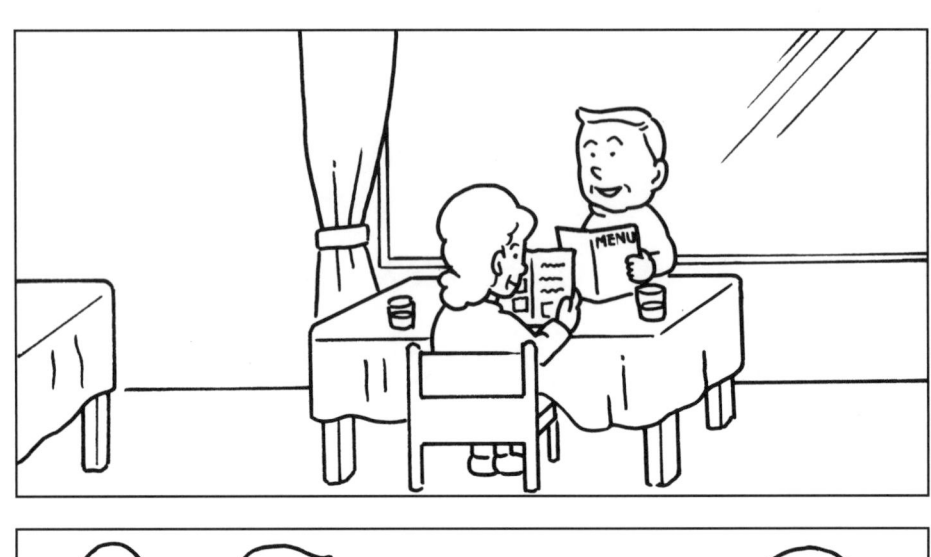

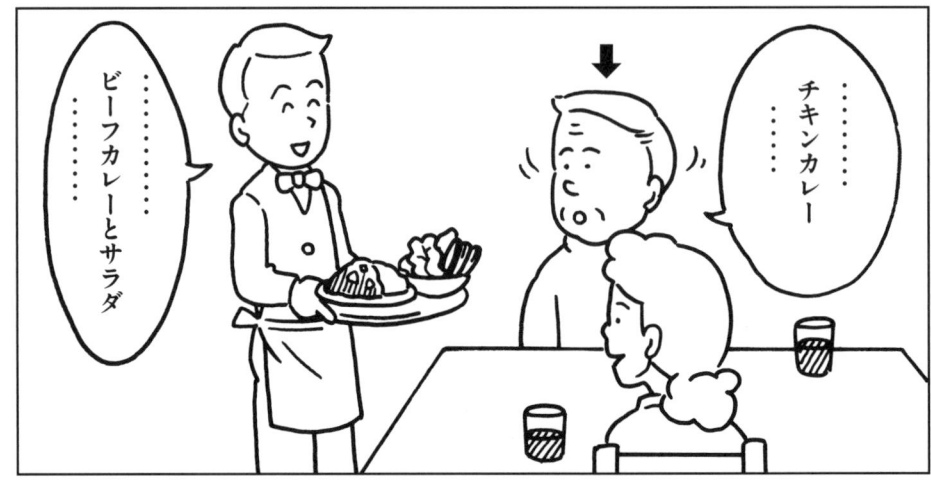

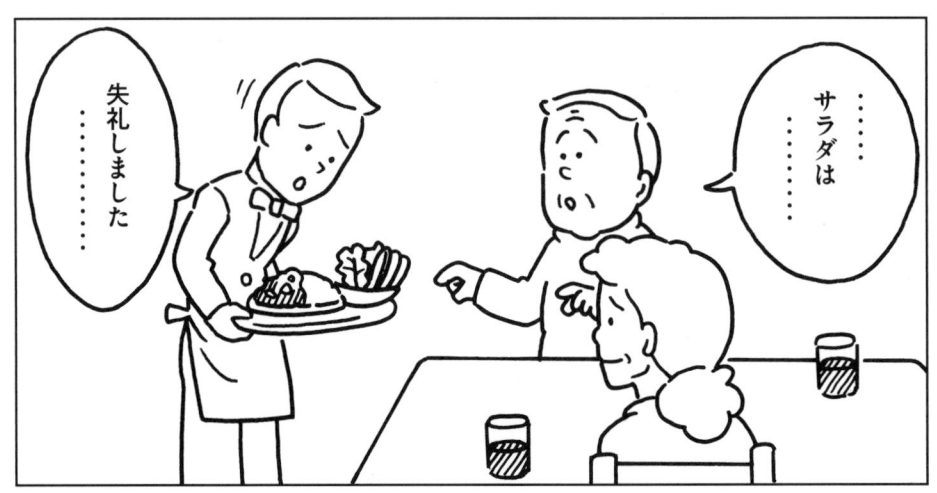

12 苦情を言う／12-1 注文した品を間違えられて苦情を言う（レストランで）

基本会話

A：お待たせしました。ビーフカレーとサラダでございます。

B：いいえ、注文したのはチキンカレーです。

A：失礼しました。今、お取り替えします。

B：それに、サラダは注文していません。

会話の続き

〈例〉

A：申し訳ありません。他の方のご注文と取り違えてしまったようです。

B：時間がかかりますか。あまり遅くなるようなら取り消します。

A：いえ、すぐにお持ちします。

B：じゃあ、お願いします。

12 苦情を言う／12-1 注文した品を間違えられて苦情を言う（レストランで）

応用編

基本会話を参考にして、**状況1**、**状況2**に合う会話をしましょう。

基本会話────

　A：お待たせしました。ビーフカレーとサラダでございます。
　B：いいえ、注文したのはチキンカレーです。
　A：失礼しました。今、お取り替えします。
　B：それに、サラダは注文していません。

状況 1

　〇〇さんは、レストランに食事に来ました。

> 　ハムサンドイッチを注文したのに、ミックスサンドイッチがきたので、苦情を言いました。
> 　ウェイターが取り替えるというので、ついでにコーヒーの追加も頼みました。

会話例　　　対話者　C：ウェイター　D：〇〇さん

　C：お待たせしました。ミックスサンドイッチでしたね。
　D：いや、ハムサンドイッチを注文したはずだけど。
　C：失礼しました。すぐにお取り替えいたします。
　D：あと、コーヒーを追加して。

12 苦情を言う／12-1 注文した品を間違えられて苦情を言う（レストランで）

状況2

○○さんは、喫茶店にお茶を飲みに来ました。

> ○○さんは紅茶とケーキを注文したのに、コーヒーとケーキがきました。そこで、ウェイターに苦情を言って、取り替えてもらいました。
> 紅茶は、レモンかミルクかきかれたので、ミルクを頼みました。

会話ヒント　　　対話者　C：ウェイター　D：○○さん

C：お待たせしました。コーヒーとケーキでしたね。

D：

C：

D：

拡大練習

基本会話に関連した場面で自由に会話をしてみましょう。

場所：レストラン

対話者：会計の人と○○さん

　例：会計をする

　　　会食の予約をする　　　　　　　　など

12 苦情を言う

12-2 買ったおもちゃが壊れていたので苦情を言う
（ショッピングセンターの玩具店で）

○○さんは、昨日玩具店でおもちゃを買いました。ところが、スイッチを入れても動かないので、お店にきて苦情を言っています。

対話者　A：男性店員　B：○○さん（⬇）

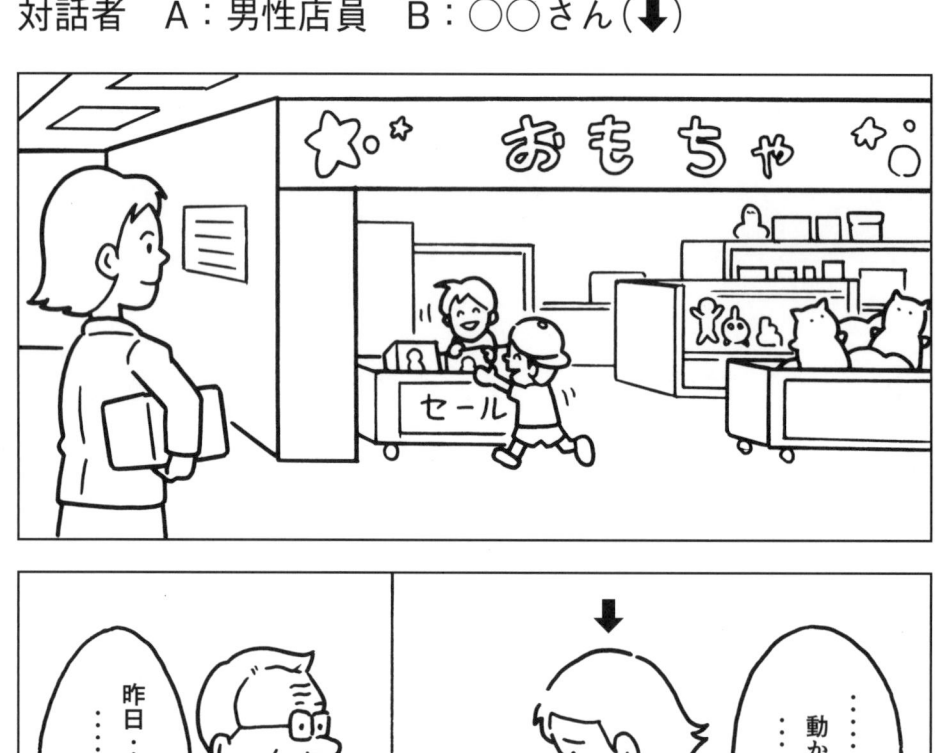

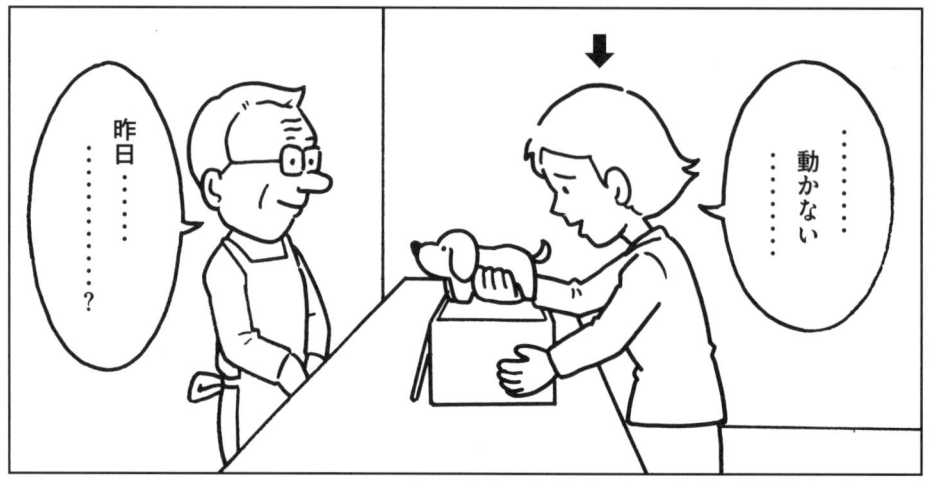

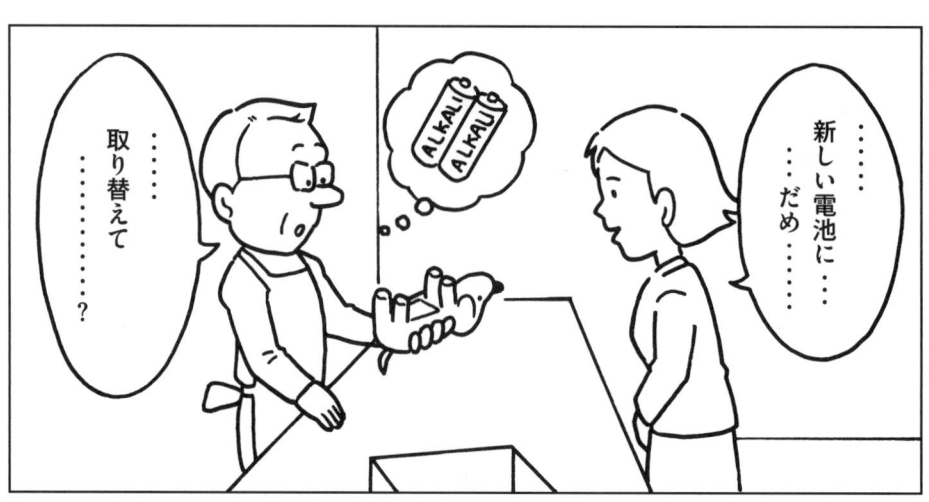

［コマ1：ショッピングセンターの玩具店の前に立つ○○さん］

［コマ2］
店員：昨日……………？
○○さん：……動かない……

［コマ3］
店員：……取り替えて……？（心の中：ALKALI ALKALI）
○○さん：……新しい電池に……だめ……

基本会話

A：昨日お買い上げいただいた犬のおもちゃですね。何か？

B：スイッチを入れても動かないのです。

A：電池を取り替えて、お試しになりましたか。

B：はい、新しい電池にしてみましたが、だめでした。

会話の続き

〈例〉

A：それは申し訳ありませんでした。

B：新しいものと取り替えてもらえますか？

A：はい、すぐにお持ちいたします。

B：お願いします。

応用編

基本会話を参考にして、**状況1**、**状況2**に合う会話をしましょう。

基本会話

　A：昨日お買い上げいただいた犬のおもちゃですね。何か？
　B：スイッチを入れても動かないのです。
　A：電池を取り替えて、お試しになりましたか。
　B：はい、新しい電池にしてみましたが、だめでした。

状況1

　○○さんは、昨日買い物をしたショッピングセンターに来ました。

> 　○○さんは、買ったスカーフに汚れがあったので、苦情を言いました。
> 　店員が謝ったので、○○さんは新しいものに取り替えてほしいと言いました。

会話例　　対話者　C：女性店員　D：○○さん

　C：昨日お買い上げいただいたスカーフですね。
　D：そうなんだけど、少し汚れてたの。
　C：本当ですね。申し訳ありません。
　D：新しいのに取り替えてもらえる？

12 苦情を言う／12-2 買ったおもちゃが壊れていたので苦情を言う（ショッピングセンターの玩具店で）

状況2

○○さんは、昨日買い物をしたデパートの婦人用品売り場に来ました。

> ○○さんは、ここで買ったスカートの裾がほつれていたので、苦情を言いました。
> 店員は気づかなかったことを謝りました。○○さんは、新しいものに取り替えてほしいと言いました。

会話ヒント　　　対話者　C：女性店員　D：○○さん

C：昨日お買い上げいただいたスカートですね。

D：

C：

D：

拡大練習

基本会話に関連した場面で自由に会話をしてみましょう。
場所：ショッピングセンターの案内所
対話者：案内所の人と○○さん
　例：トイレの場所をたずねる
　　　店内案内図をもらう　　　　　　　　など

13 お礼を言う

13-1 席を譲ってもらいお礼を言う（バスの中で）

○○さんはバスに乗りました。席が空いていなかったのですが、学生が譲ってくれたのでお礼を言っています

　　　対話者　A：男子学生　B：○○さん（⬇）

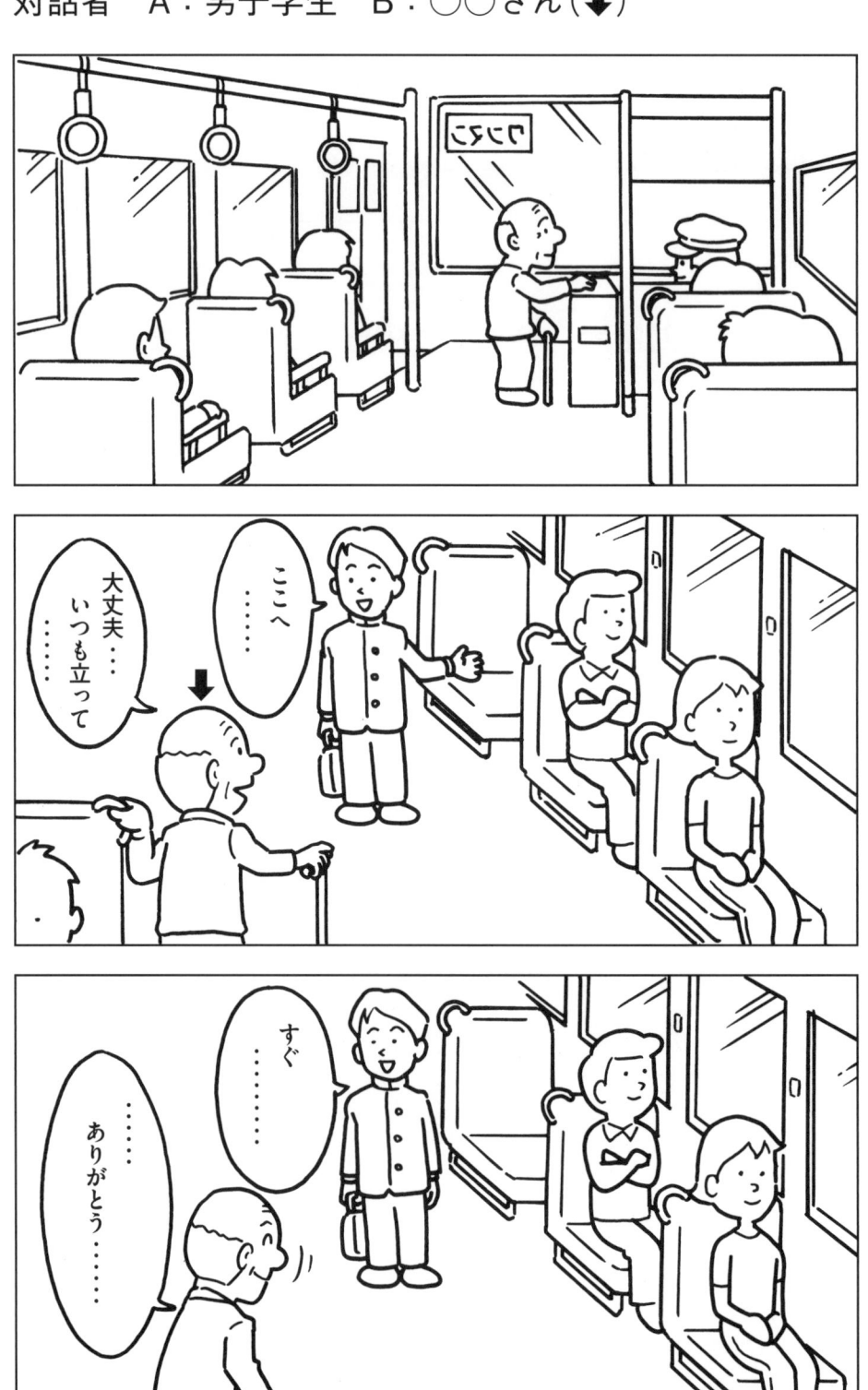

基本会話

A：ここへ、おかけください。

B：大丈夫ですよ。いつも立っていますから。

A：すぐ降りますから、どうぞおかけください。

B：すみません、ありがとうございます。

会話の続き

〈例〉

A：バスが混んでいて疲れますね。

B：ええ、でももう慣れましたから。

A：じゃあ、僕は次で降りますので。

B：ご親切にありがとうございました。

13 お礼を言う／13-1 席を譲ってもらいお礼を言う（バスの中で）

応用編

基本会話を参考にして、**状況1**、**状況2**に合う会話をしましょう。

基本会話

　　A：ここへ、おかけください。
　　B：大丈夫ですよ。いつも立っていますから。
　　A：すぐ降りますから、どうぞおかけください。
　　B：すみません、ありがとうございます。

状況1

　　○○さんはバスに乗っています。

> 　前の座席に座っている女性が、○○さんの荷物を持とうと言ってくれました。○○さんは、大丈夫だと断りました。
> 　重そうだからと再度言ってくれたので、持ってもらうことにして、お礼を言いました。

会話例　　　対話者　C：座っている女性　D：○○さん

　　C：荷物をお持ちしますよ。
　　D：ありがとうございます。でも大丈夫です。
　　C：重そうですから、どうぞ。
　　D：すみません、ありがとうございます。

13 お礼を言う／13-1 席を譲ってもらいお礼を言う（バスの中で）

状況2

○○さんは喫茶店を出たところです。

> ○○さんは、うっかり傘を忘れてしまい、気づいた店員が追いかけてきて渡してくれました。○○さんはお礼を言い、どこにあったかきいてみました。
> 店員は、椅子の上に置いてあったと答えました。○○さんは、大事な傘だったので、丁寧にお礼を言いました。

会話ヒント　　　対話者　C：男性店員　D：○○さん

C：お客様、傘の忘れ物ですよ。

D：

C：

D：

拡大練習

基本会話に関連した場面で自由に会話をしてみましょう。

場所：バスの中

対話者：運転手と○○さん

　例：目的地までの料金をたずねる
　　　バスカードを買う　　　　　　など

13 お礼を言う

13-2 自動券売機の操作を教えてもらってお礼を言う（駅で）

○○さんは、友人と電車で出かけるところです。自動券売機の回数券の買い方がわからず、友人に教えてもらったので、お礼を言っています。

対話者　A：男性友人　B：○○さん（↓）

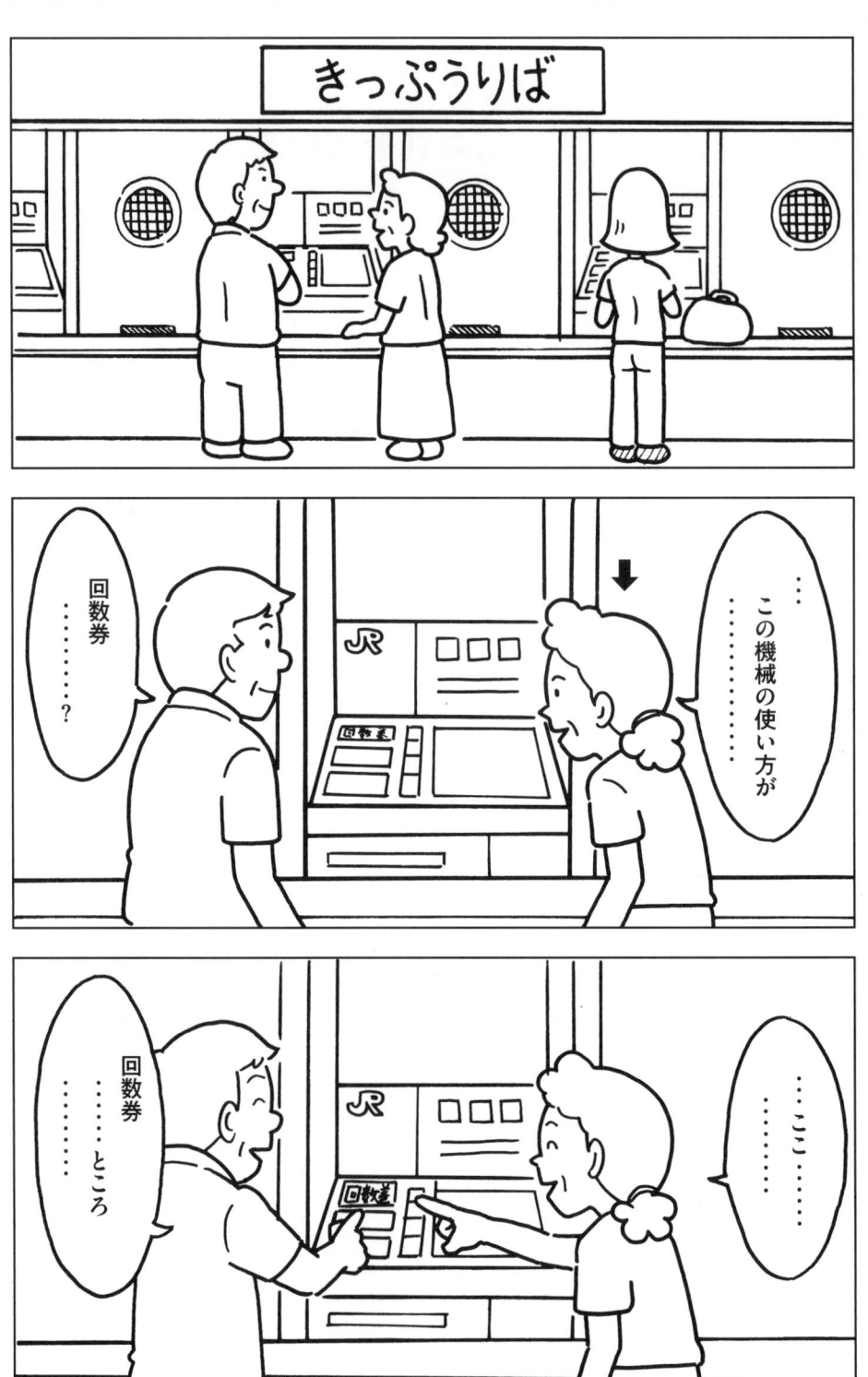

【コマ1】（きっぷうりば）

【コマ2】
B：……この機械の使い方が……
A：……回数券……？

【コマ3】
A：回数券………ところ
B：……ここ……

基本会話

A：回数券を買うのですか。

B：はい、この機械の使い方がわからなくて困っています。

A：回数券と書いてあるところを先に押すのですよ。

B：ああ、ここですか。ありがとうございました。

会話の続き

〈例〉

　A：どこまでの回数券ですか。

　B：××までです。

　A：ではお金を入れて、××までというところを押してください。

　B：××までだから、△△円ですね。

13 お礼を言う／13-2 自動券売機の操作を教えてもらってお礼を言う（駅で）

応 用 編

基本会話を参考にして、**状況1**、**状況2**に合う会話をしましょう。

基本会話―――――

A：回数券を買うのですか。
B：はい、この機械の使い方がわからなくて困っています。
A：回数券と書いてあるところを先に押すのですよ。
B：ああ、ここですか。ありがとうございました。

状況1

○○さんは友人と駅の自動券売機の前にいます。

> ○○さんは友人に、私鉄との連絡切符を買うのかときかれました。○○さんはそうしたいのですが、買い方がわかりません。
> 友人が、お金を入れてから、連絡切符と書いてあるところを押すようにと教えてくれたので、お礼を言いました。

会話例　　対話者　C：男性友人　D：○○さん

C：私鉄との連絡切符を買うの？
D：うん、買い方がわからなくてね。
C：お金を入れてからここを押すんだよ。
D：ああ、先にお金を入れるのか。ありがとう。

13 お礼を言う／13-2 自動券売機の操作を教えてもらってお礼を言う（駅で）

状況2

○○さんは最近、携帯電話を買いました。

○○さんは、友人にマナーモードに設定したいのかときかれました。○○さんはそうしたいのですが、やり方がわかりません。友人が、マナーと書いてあるキーを長く押すようにと教えてくれたので、お礼を言いました。

会話ヒント　　　対話者　C：男性友人　D：○○さん

C：マナーモードにしたいの？

D：

C：

D：

拡大練習

基本会話に関連した場面で自由に会話をしてみましょう。

場所：駅

対話者：売店の店員と○○さん

　例：駅弁を買う

　　　××観光案内があるかどうかきく　　　　　　など

14 提案する

14-1 日帰り旅行の行き先を提案する
（失語症友の会で）

○○さんたちは、日帰り旅行の相談をしています。どこがいいかきかれたので、横浜がいいと提案しました。

　　　対話者　A：友の会の男性　　B：○○さん（⬇）

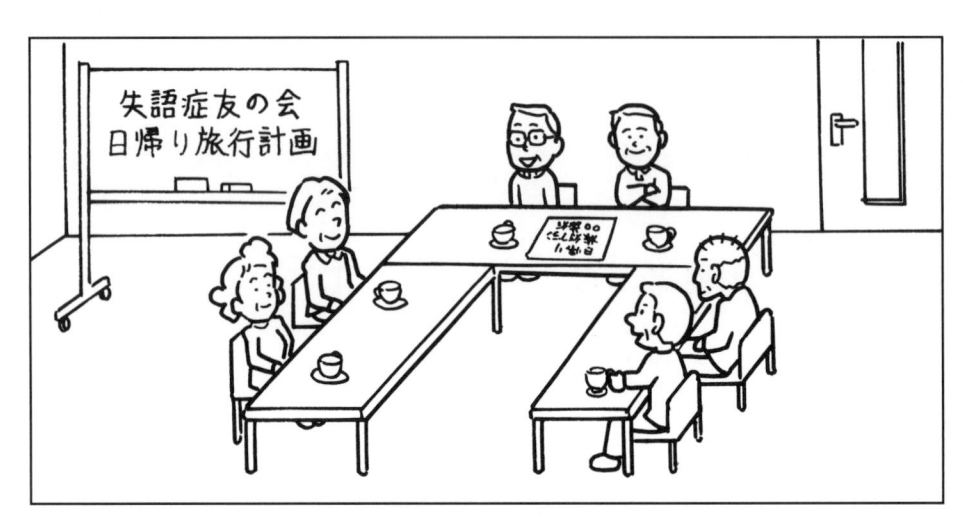

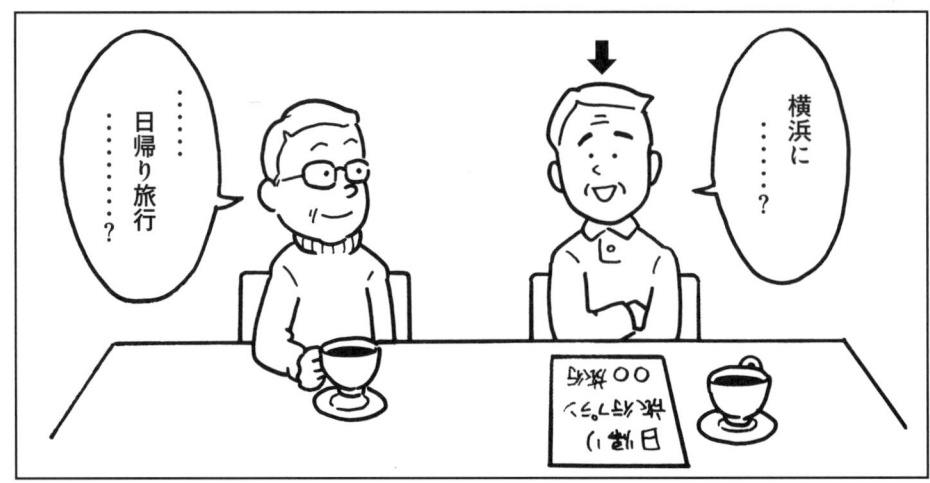

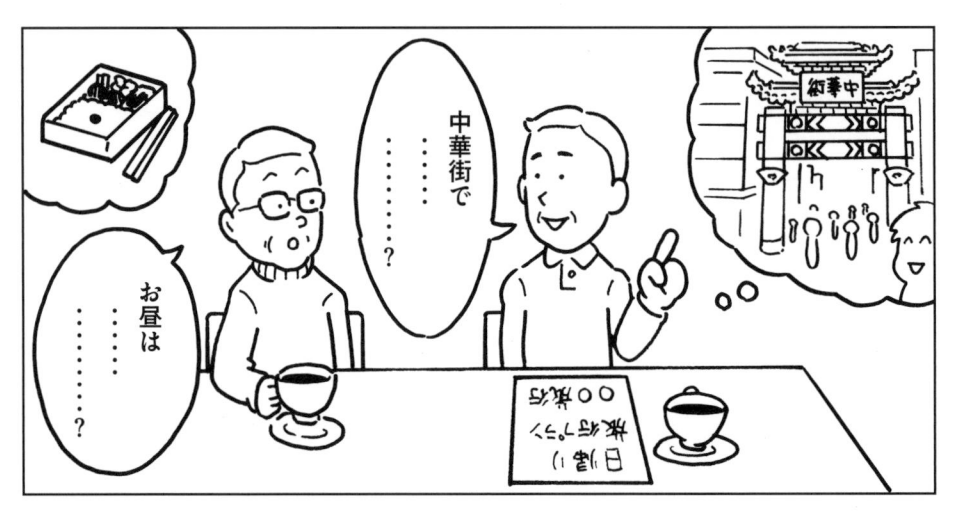

14 提案する／14-1 日帰り旅行の行き先を提案する（失語症友の会で）

基本会話

A：今度の日帰り旅行は、どこへ行きましょうか。

B：横浜に行きませんか。

A：お昼はお弁当を買いますか。

B：中華街で食べるのはどうでしょうか。

会話の続き

〈例〉

A：中華街ですか。いいですね。

B：日曜日は混むから予約をしておきましょうか。

A：どのお店がいいでしょうね。

B：ガイドブックで調べてみましょうか。

14 提案する／14-1 日帰り旅行の行き先を提案する（失語症友の会で）

応用編

基本会話を参考にして、**状況1**、**状況2**に合う会話をしましょう。

基本会話————
　　A：今度の日帰り旅行は、どこへ行きましょうか。
　　B：横浜に行きませんか。
　　A：お昼はお弁当を買いますか。
　　B：中華街で食べるのはどうでしょうか。

状況1

　○○さんは友の会で男性と話しています。

> 　次回の一泊旅行の行き先を相談され、○○さんは温泉を提案しました。
> 　どこの温泉がいいかときかれたので、2時間くらいで着くところはどうかと答えました。

会話例　　　対話者　C：友の会の男性　D：○○さん

　C：次回の一泊旅行は、どこへ行きましょうか。
　D：温泉はどうですか。
　C：ああ、いいですね。どこの温泉がいいですか。
　D：2時間くらいで着くところはどうでしょうか。

14 提案する／14-1 日帰り旅行の行き先を提案する（失語症友の会で）

状況２

○○さんは職場で同僚と話しています。

松本さんの送別会の場所を相談されたので、○○さんは、会社の近くに新しくできたイタリア料理のレストランを提案しました。

メニューを調べてほしいと頼まれたので、○○さんは電話で問い合わせてみると答えました。

会話ヒント　　　対話者　C：男性同僚　D：○○さん

C：松本さんの送別会は、どこでしましょうか。

D：

C：

D：

拡大練習

基本会話に関連した場面で自由に会話をしてみましょう。

場所：友の会

対話者：新会員と○○さん

　例：会の活動を説明する

　　　会長を紹介する　　　　　　　など

14 提案する

14-2 プレゼントを提案する（会社で）

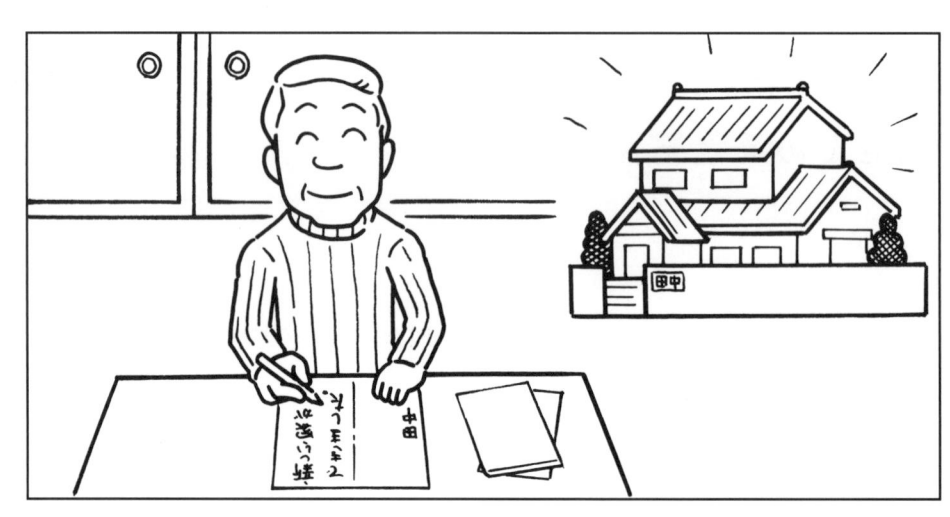

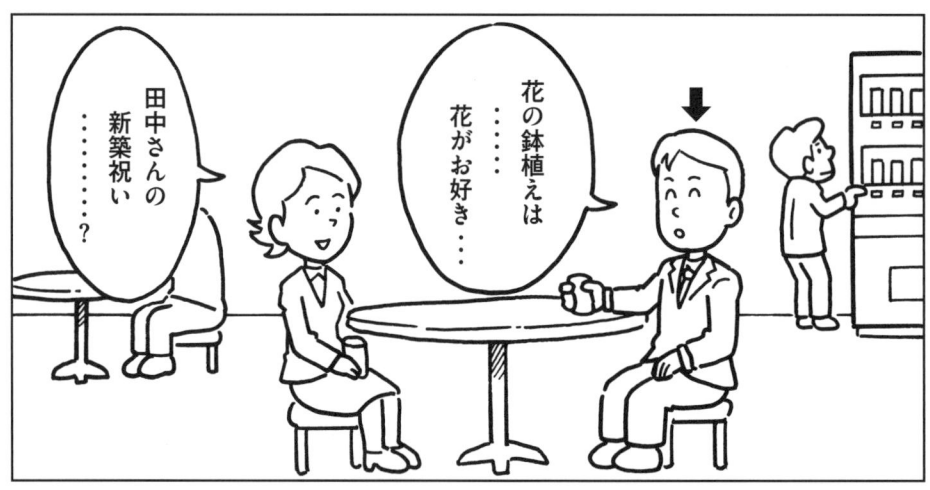

同僚の田中さんの新築祝いを、課の人たちであげることになりました。何がいいかきかれたので、○○さんは花の鉢植えを提案しました。

対話者　A：女性同僚　B：○○さん（↓）

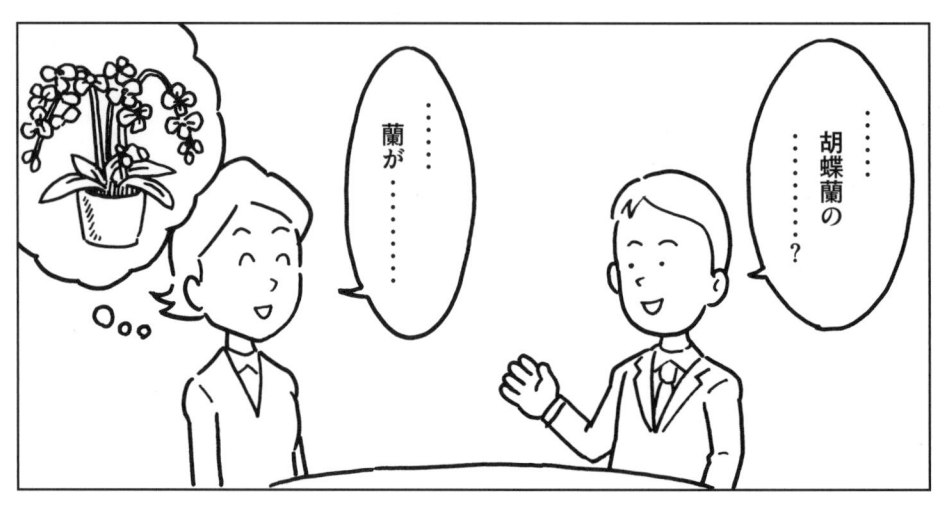

14 提案する／14-2 プレゼントを提案する（会社で）

基本会話

A：田中さんの新築祝い、何がいいでしょうか。

B：花の鉢植えはどうでしょうか。たしか花がお好きでしたよね。

A：そういえば、蘭がお気に入りでしたね。

B：では、胡蝶蘭の鉢はどうですか。

会話の続き

〈例〉

A：そうしましょう。明日、花屋さんに行ってみます。

B：いっしょに行きましょうか。

A：いいですか。一人だとどれがいいか決められないのでお願いします。

B：大丈夫ですよ。じゃあ、昼休みに見に行きましょう。

14 提案する／14-2 プレゼントを提案する（会社で）

応用編

基本会話を参考にして、**状況1**、**状況2**に合う会話をしましょう。

基本会話───────

A：田中さんの新築祝い、何がいいでしょうか。

B：花の鉢植えはどうでしょうか。たしか花がお好きでしたよね。

A：そういえば、蘭がお気に入りでしたね。

B：では、胡蝶蘭の鉢はどうですか。

状況1

〇〇さんは会社で同僚と話しています。

> 〇〇さんは、山本さんの出産祝いを何にするか相談されたので、自分で選べて便利な、カタログのギフトを提案しました。
> 同僚が、最近はいろいろ出ていてそれがいいと言うので、〇〇さんは週末にデパートで見てくると言いました。

会話例　　対話者　C：女性同僚　D：〇〇さん

C：山本さんの出産祝い、何がいいでしょうか。

D：自分で選べるカタログのギフトはどうですか。

C：そうですね、最近はいろいろ出ていますし、いいですね。

D：ええ。週末にデパートで見てきます。

14 提案する／14-2 プレゼントを提案する（会社で）

状況2

○○さんは会社で同僚と話しています。

○○さんは、佐藤さんの結婚のお祝いについて相談されました。前に佐藤さんが、デジタルカメラが欲しいと言っていたのを思い出し、それを提案しました。

同僚は、種類がいろいろあると言います。○○さんは、カタログをもらってきて比較してみてはと提案しました。

会話ヒント　　対話者　C：女性同僚　D：○○さん

C：佐藤さんの結婚祝い、何がいいでしょうか。

D：

C：

D：

拡大練習

基本会話に関連した場面で自由に会話をしてみましょう。

場所：会社

対話者：業者と○○さん

　例：エアコンの修理を依頼する

　　　新しいコピー機の使い方を説明してもらう　　　　　　　など

15　助言を受ける

15-1　受診をすすめられる（職場で）

○○さんは、体調が悪いのですが、職場にやってきました。同僚に受診をすすめられ、○○さんもそのつもりになっています

　　　対話者　A：男性同僚　B：○○さん（↓）

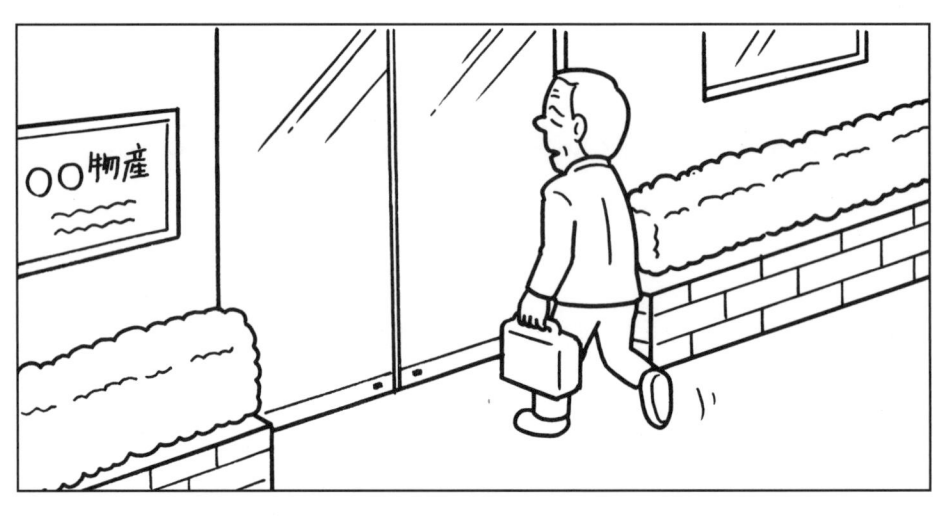

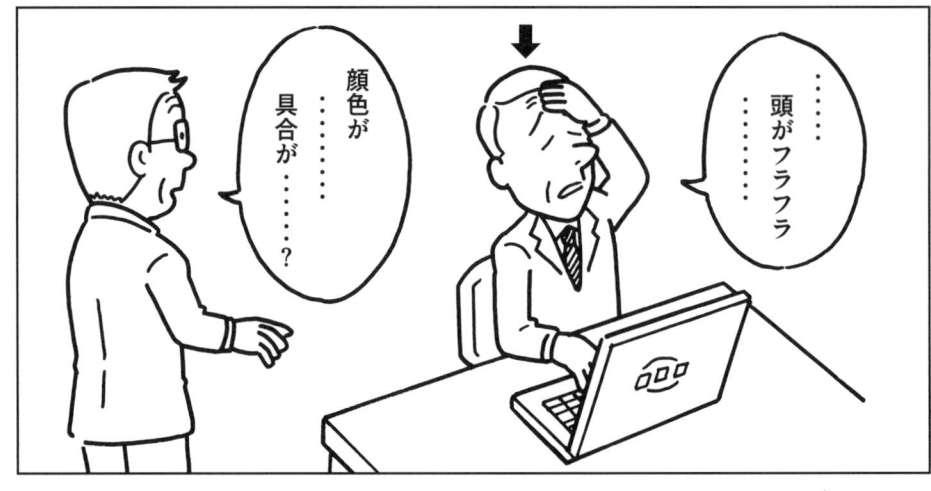

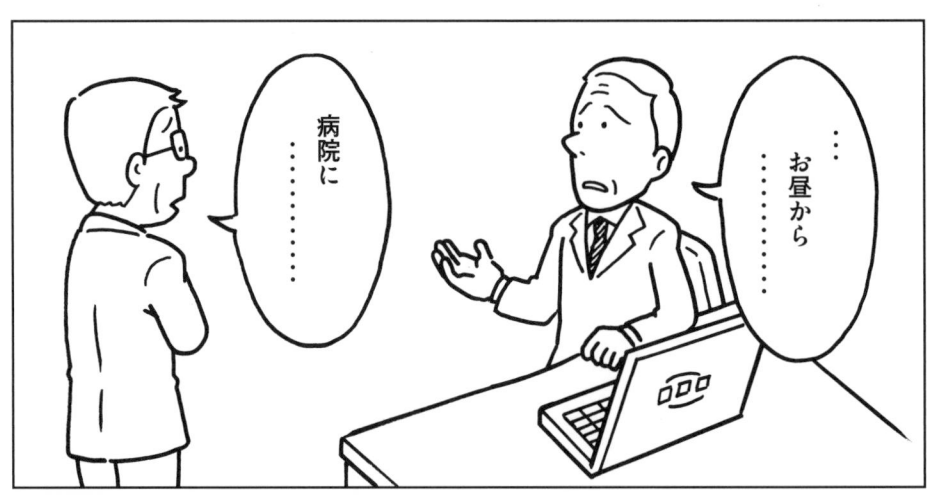

15 助言を受ける／15-1 受診をすすめられる（職場で）

基本会話

A：顔色がよくないですね。どこか具合が悪いのですか。

B：はい。すこし頭がフラフラするのです。

A：病院に行ったほうがよいですよ。

B：はい。お昼から早退して行ってきます。

会話の続き

〈例〉

A：いつから具合が悪いのですか。

B：今朝、起きた時からです。

A：血圧はどうですか。高くないですか。

B：血圧はいつも少し高めですが、たいしたことはないです。

15 助言を受ける／15-1 受診をすすめられる（職場で）

応用編

基本会話を参考にして、**状況1**、**状況2**に合う会話をしましょう。

基本会話────

A：顔色がよくないですね。どこか具合が悪いのですか。
B：はい。すこし頭がフラフラするのです。
A：病院に行ったほうがよいですよ。
B：はい。お昼から早退して行ってきます。

状況1

○○さんは、おなかをこわしているのですが、会社に出てきました。

> ○○さんが、昼食を食べなかったので、同僚が、○○さんにからだの具合をたずねたところ、おなかをこわしているとのことでした。
> 同僚は受診をすすめました。○○さんも仕事が終わったら、近くのクリニックに行くと言いました。

会話例　　対話者　C：男性同僚　D：○○さん

C：昼食を食べなかったね。どこか具合が悪いの？
D：うん。おなかをこわしているんだ。
C：病院に行ったほうがいいよ。
D：うん。仕事が終わってから、近くのクリニックに行ってくるよ。

15 助言を受ける／15-1 受診をすすめられる（職場で）

状況2

○○さんは、風邪をひいたのですが、会社に出てきました。

> 同僚が風邪の具合をたずねたので、○○さんは、熱があり、咳がでると言いました。
> 同僚は受診をすすめました。しかし、○○さんは、今日は仕事が忙しいので、明日の朝、会社の診療所に行くことにしました。

会話ヒント　　　対話者　C：男性同僚　D：○○さん

C：風邪をひいたようだね。具合はどうなの？

D：

C：

D：

拡大練習

基本会話に関連した場面で自由に会話をしてみましょう。

場所：職場

対話者：女子職員と○○さん

　例：コピーをとるように頼む

　　　留守中にかかった電話の伝言をきく　　　　　　など

15 助言を受ける

15-2 買い物について助言を受ける（婦人服売り場で）

○○さんは、デパートにやってきました。春のセーターを買おうと思って、店員と話しています。

対話者　A：女性店員　B：○○さん（⬇）

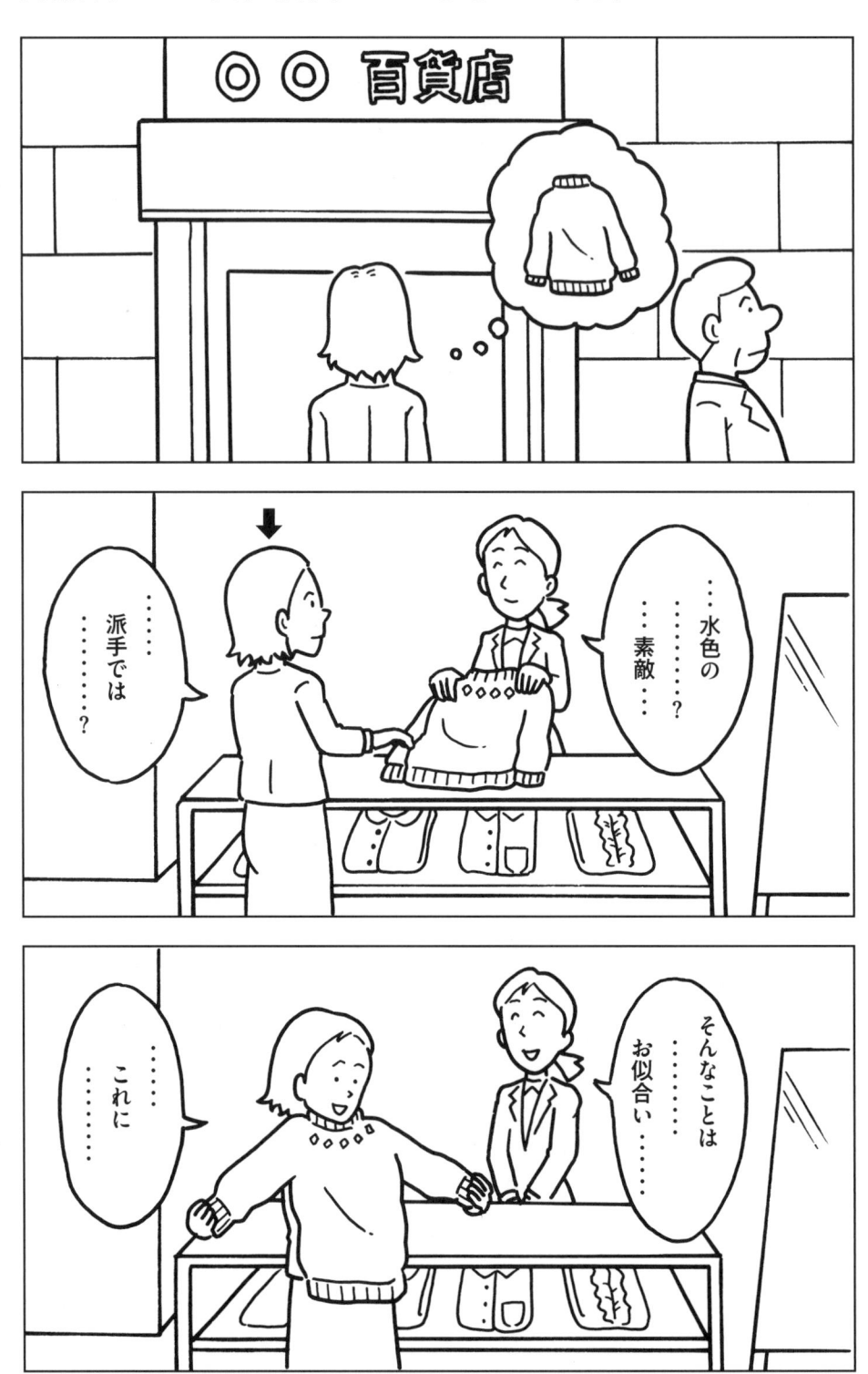

基本会話

A：この水色のセーターなど、いかがでしょうか。春らしくて素敵ですよ。

B：私には、少し派手ではないでしょうか。

A：そんなことはないですよ。きれいな色ですし、とてもお似合いだと思います。

B：そうですか。じゃあ、これにしましょうか。

会話の続き

〈例〉

A：洋服のサイズはおいくつですか。

B：いつも買うのは13号です。

A：それですと、2階の「大きいサイズ」の売り場になります。

B：そうですか。わかりました。エスカレーターはどこですか。

15 助言を受ける／15-2 買い物について助言を受ける（婦人服売り場で）

応用編

基本会話を参考にして、**状況1**、**状況2**に合う会話をしましょう。

基本会話————

A：この水色のセーターなど、いかがでしょうか。春らしくて素敵ですよ。
B：私には、少し派手ではないでしょうか。
A：そんなことはないですよ。きれいな色ですし、とてもお似合いだと思います。
B：そうですか。じゃあ、これにしましょうか。

状況1

　〇〇さんは、婦人服売り場で、春のジャケットを買いたいと思って、店員と話しています。

> 　店員が白のジャケットを、春らしいとすすめました。〇〇さんは、自分にはおしゃれすぎるのではないかと言いました。
> 　しかし、店員が明るい感じで似合うと言うので、それを買うことにしました。

会話例　　　対話者　C：女性店員　D：〇〇さん

C：この白のジャケットなど、いかがでしょうか。春らしくて素敵ですよ。
D：私には、ちょっと、おしゃれすぎるのではないかしら？
C：そんなことはないですよ。明るい感じで、とてもお似合いだと思います。
D：そう？　じゃあ、これにしましょうか。

15 助言を受ける／15-2 買い物について助言を受ける（婦人服売り場で）

状況2

○○さんは、ケーキ屋さんで、シュークリームを買いました。

　店員から「シュークリームはいたみやすい」といわれ、○○さんは、今日中に食べなければいけないかと心配になり、きいてみました。
　2、3日のうちに食べきるようにすすめられたので、○○さんは明日食べることにしました。

会話ヒント　　会話者　C：女性店員　D：○○さん

C：シュークリームは、中のクリームがいたみやすいから、気をつけてくださいね。

D：

C：

D：

拡大練習

基本会話に関連した場面で自由に会話をしてみましょう。
場所：デパートの写真室
対話者：店員と○○さん
　例：家族写真の焼き増しを頼む
　　　孫の七五三の写真撮影について相談する　　　　など

16 妥協する

16-1 食事の注文で妥協する（レストランで）

○○さんは、レストランにやってきました。食べたい料理が終わってしまったので、別のものを注文しています。

対話者　A：ウェイトレス　B：○○さん（⬇）

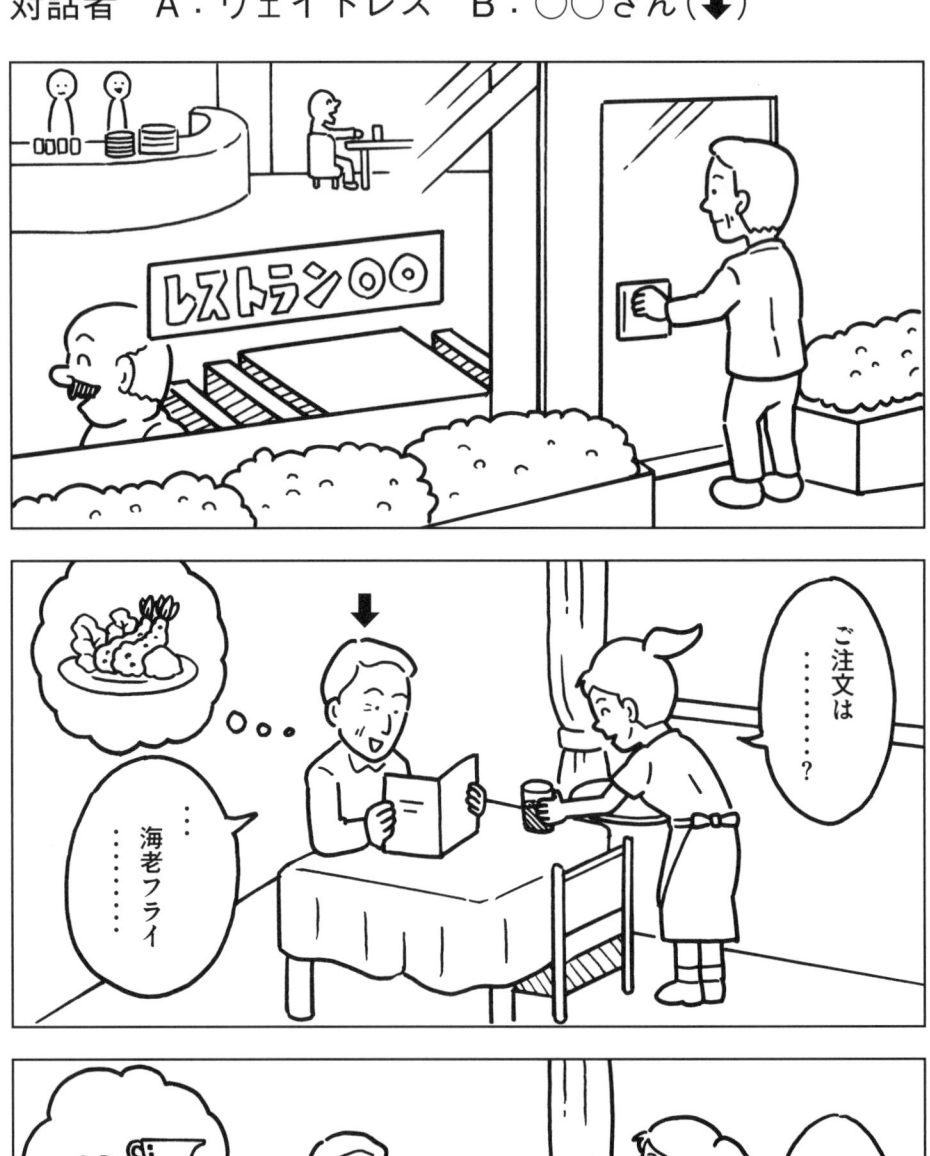

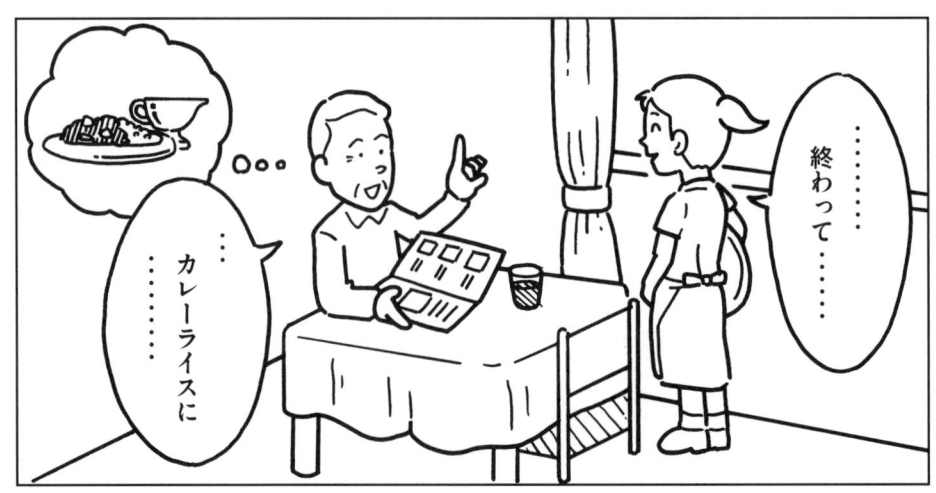

16 妥協する／16-1 食事の注文で妥協する（レストランで）

> 基本会話

A：ご注文はお決まりですか。

B：では、海老フライにします。

A：すみません。海老フライは終わってしまいました。

B：では、カレーライスにしてください。

> 会話の続き

〈例〉

A：何のカレーになさいますか。

B：どんな種類がありますか。

A：ビーフ、チキン、野菜があります。

B：では、ビーフカレーにします。

16 妥協する／16-1 食事の注文で妥協する（レストランで）

応用編

基本会話を参考にして、**状況1**、**状況2**に合う会話をしましょう。

基本会話────

　　A：ご注文はお決まりですか。
　　B：では、海老フライにします。
　　A：すみません。海老フライは終わってしまいました。
　　B：では、カレーライスにしてください。

状況1

　○○さんは、友人の家でお茶をご馳走になっているところです。

> 　友人が、飲み物は、コーヒーか紅茶のどちらがよいかとききました。○○さんは、紅茶にし、レモンをつけて欲しいと言いました。
> 　友人は、レモンをきらしているので、ミルクではどうかと言うので、それをもらうことにしました。

会話例　　　対話者　C：女性友人　D：○○さん

　　C：コーヒーか紅茶か、どちらにする？
　　D：紅茶をいただくわ。レモンもつけてね。
　　C：ごめんなさい。レモンをきらしているの。ミルクでどうかしら？
　　D：じゃあ、それをいただくわ。

16 妥協する／16-1 食事の注文で妥協する（レストランで）

状況２

○○さんは、食事が終わったので、果物が欲しいと思っています。

> 妻が、果物は何がよいかとたずねたので、いちごが食べたいと言いました。
> 妻は、いちごはないけれど、りんごとバナナがあると言うので、○○さんは、りんごを食べることにしました。

会話ヒント　　　対話者　C：妻　D：○○さん

C：果物は何にする？

D：

C：

D：

拡大練習

基本会話に関連した場面で自由に会話をしてみましょう。

場所：レストラン

対話者：ウェイターと○○さん

　例：ランチのおすすめメニューをきく

　　　禁煙席を頼む　　　　　　など

16 妥協する

16-2 列車の指定席が取れず妥協する（駅の窓口で）

○○さんは、妻と京都へ旅行するので、新幹線の指定席券と、乗車券を買いに来ています。

対話者　A：男性駅員　B：○○さん（⬇）

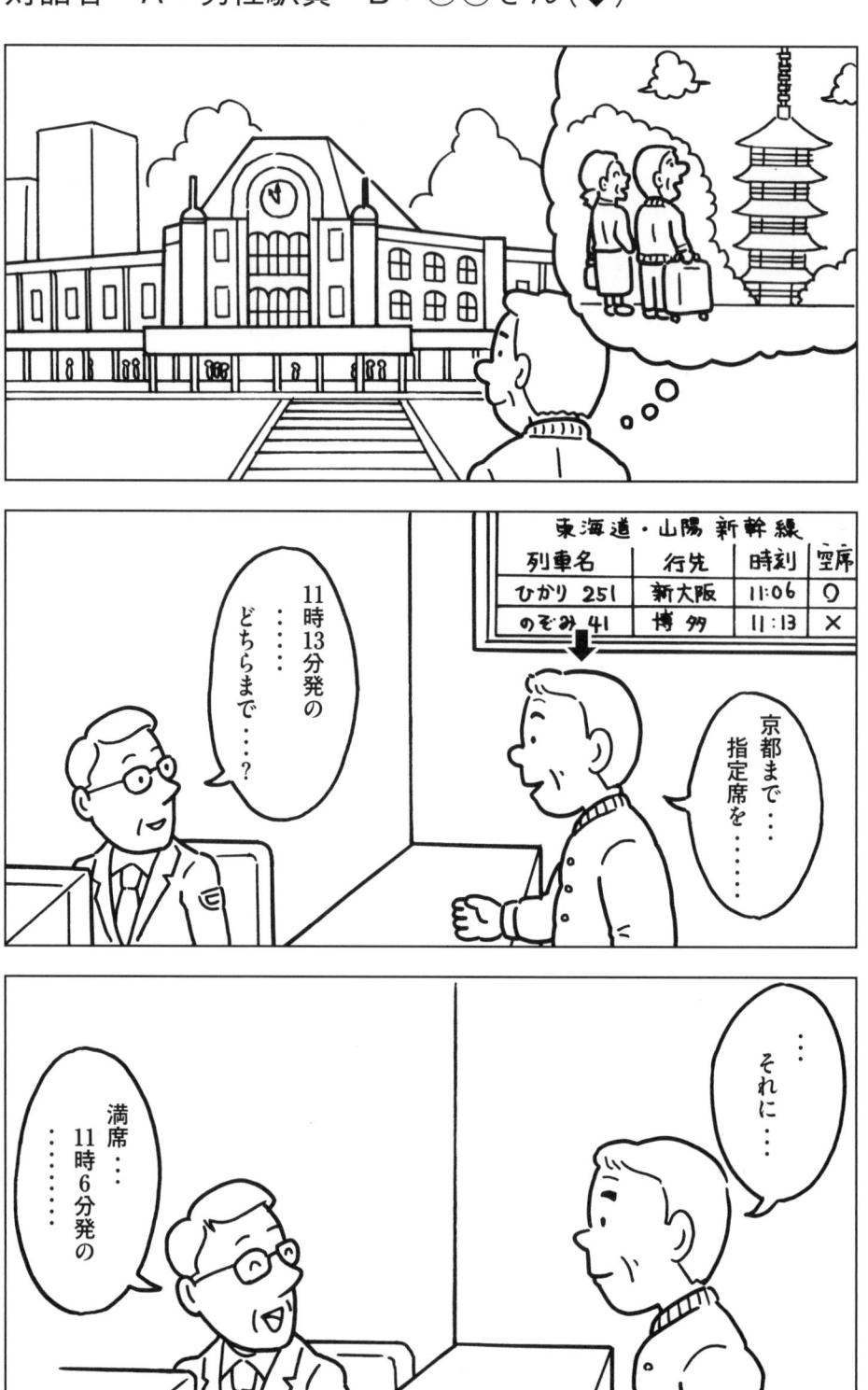

東海道・山陽 新幹線

列車名	行先	時刻	空席
ひかり 251	新大阪	11:06	○
のぞみ 41	博多	11:13	×

A：11時13分発の　どちらまで……？

B：京都まで……　指定席を……

A：満席……11時6分発の……

B：……それに……

基本会話

A：11時13分発の「のぞみ」ですね。どちらまでですか。

B：京都までです。指定席をお願いします。

A：満席ですね。11時6分発の「ひかり」なら席がありますが。

B：じゃあ、それにします。

会話の続き

〈例〉

A：指定席を1枚ですね。

B：いいえ、2枚です。

A：わかりました。乗車券はどうしますか。

B：乗車券もいっしょにお願いします。

16 妥協する／16-2 列車の指定席が取れず妥協する（駅の窓口で）

応用編

基本会話を参考にして、**状況1**、**状況2**に合う会話をしましょう。

基本会話

A：11時13分発の「のぞみ」ですね。どちらまでですか。
B：京都までです。指定席をお願いします。
A：満席ですね。11時6分発の「ひかり」なら席がありますが。
B：じゃあ、それにします。

状況1

○○さんは、仙台に行くので、東京駅のみどりの窓口に来ました。

> ○○さんは、駅員に8時56分発の「はやて」に乗るつもりだと言いました。駅員は列車名を確認した後、行き先をたずねました。○○さんは「仙台」と答え、指定席を1枚頼みました。
> 駅員は、その列車は満席だが、9時16分発の「はやて」なら指定席があるといいます。○○さんは、仕方なくそれで行くことにしました。

会話例　　対話者　C：男性駅員　D：○○さん

C：8時56分発の「はやて」ですね。どちらまでですか。
D：仙台までなんだけど、指定席を1枚頼む。
C：満席ですね。9時16分発の「はやて」なら席がありますが。
D：じゃあ、それにしよう。

- 140 -

16 妥協する／16-2 列車の指定席が取れず妥協する（駅の窓口で）

状況2

○○さんは、コンサートのチケットを買いに来ました。

> チケット売り場の女性が、希望の席をきいたので、○○さんはS席を2枚、頼みました。
> しかし、希望していたS席は満席でした。チケット売り場の女性が、他の席をすすめるので、A席を買うことにしました。

会話ヒント　　　対話者　C：チケット売り場の女性　D：○○さん

C：どのお席をご希望ですか。

D：

C：

D：

拡大練習

基本会話に関連した場面で自由に会話をしてみましょう。

場所：駅

対話者：改札口の駅員と○○さん

　例：タクシー乗り場をたずねる
　　　切符を落としたのでどうすればいいかたずねる　　　など

17　人に物をあげる

17-1　お土産をあげる（知人宅で）

○○さんは、北海道旅行のお土産を持って、知人の家にやってきました。そして、知人に旅行でまわった場所について話しています。

対話者　A：男性知人　B：○○さん（⬇）

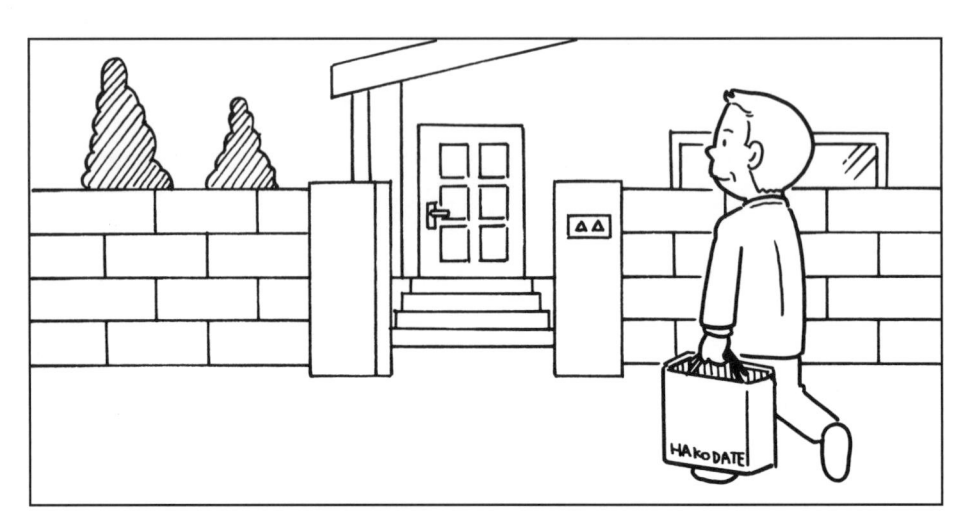

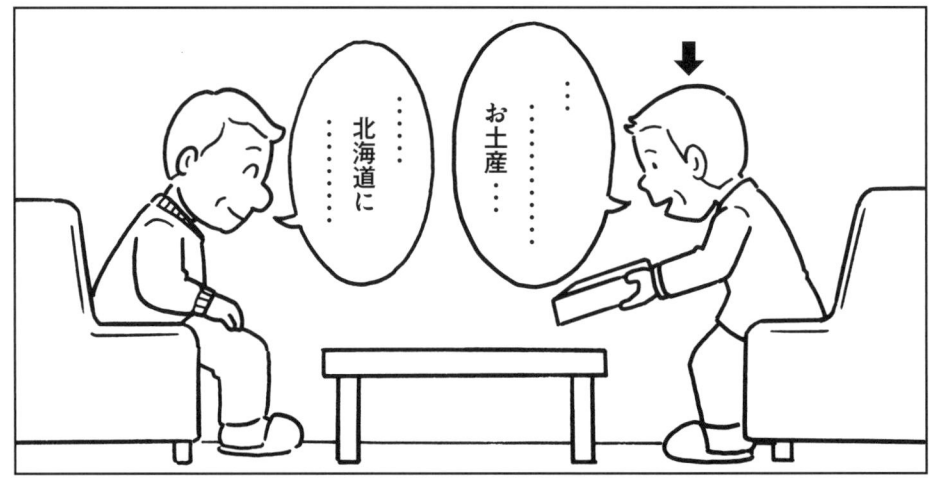

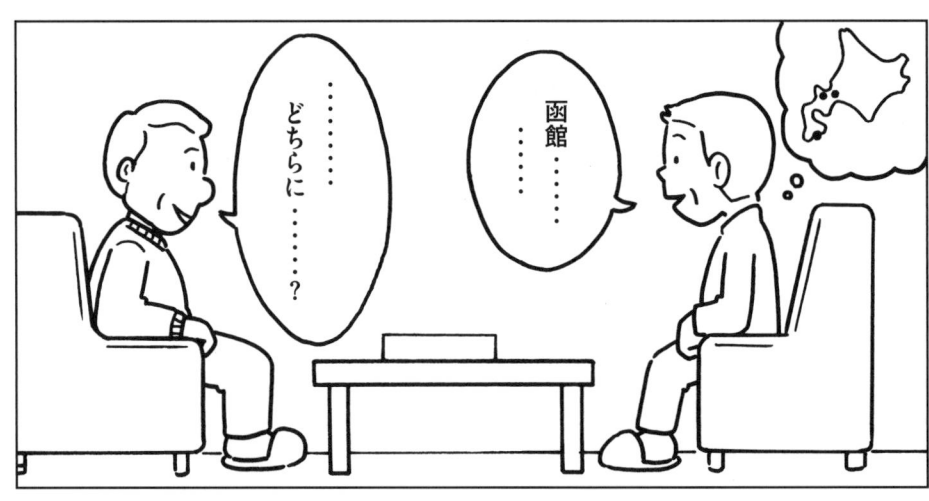

基本会話

A：○○さん、北海道に行ったそうですね。

B：はい。これはつまらないものですが、お土産です。

A：ありがとう。北海道はどちらに行ったのですか。

B：函館、小樽、札幌に行ってきました。

会話の続き

〈例〉

A：そうですか。それで函館のお土産を持って来てくれたのですね。

B：はい。珍しくもありませんが、チョコレートです。

A：ありがとう。函館山から夜景を見ましたか。

B：はい。ちょっと寒かったけれど、すばらしかったですよ。

17 人に物をあげる／17-1 お土産をあげる（知人宅で）

応用編

基本会話を参考にして、**状況1**、**状況2**に合う会話をしましょう。

基本会話

A：○○さん、北海道に行ったそうですね。
B：はい。これはつまらないものですが、お土産です。
A：ありがとう。北海道はどちらに行ったのですか。
B：函館、小樽、札幌に行ってきました。

状況1

○○さんは、九州旅行のお土産を持って、友人の家にやってきました。

> ○○さんは、友人に九州旅行に行ったそうじゃないかと言われて、お土産の辛子明太子をさしだしました。
> また、友人に九州のどこに行ったかきかれたので、○○さんは、博多、別府、宮崎をまわったと答えました。

会話例　　対話者　C：男性友人　D：○○さん

C：○○くん、九州旅行に行ったそうじゃないか。
D：うん。これ、お土産だよ。辛子明太子なんだ。
C：ありがとう。九州はどちらに行ったの？
D：博多、別府、宮崎をまわってきたよ。

17 人に物をあげる／17-1 お土産をあげる（知人宅で）

状況2

○○さんは、オーストラリア旅行に行ってきました。里帰りした娘に、その話をしています。

○○さんは、娘にオーストラリアで行った場所をたずねられたので、シドニー、メルボルンなど、東海岸だと言いました。
娘は、お土産の包みに気づき、お土産かしらとうれしそうにたずねました。○○さんが、彼女のために買ったカンガルー革のバッグだと言うと、娘は大喜びでした。

会話例　　対話者　C：娘　D：○○さん

C：オーストラリアはどこを回ったの？

D：

C：

D：

拡大練習

基本会話に関連した場面で自由に会話をしてみましょう。
場所：知人宅
対話者：知人と○○さん
　例：旅行の経験についてきく
　　　最近の新聞の話題について話し合う　　　など

17 人に物をあげる

17-2 写真をあげる（喫茶店で）

○○さんは、友人に旅行の写真をあげるために、喫茶店で会っています。
　　　対話者　A：女性友人　B：○○さん（↓）

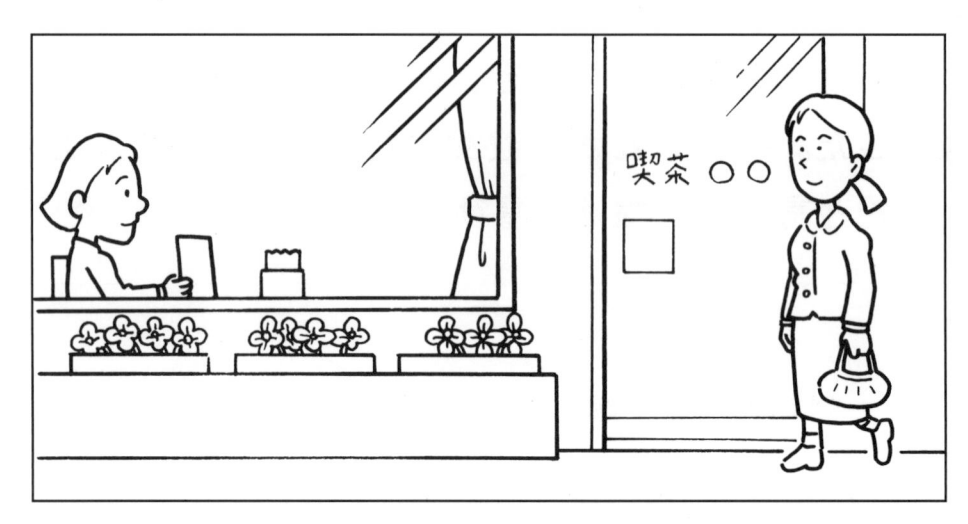

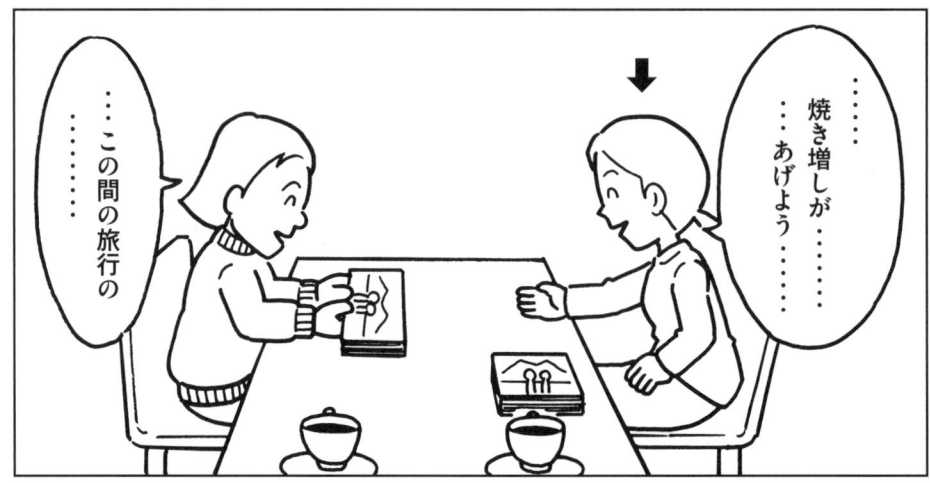

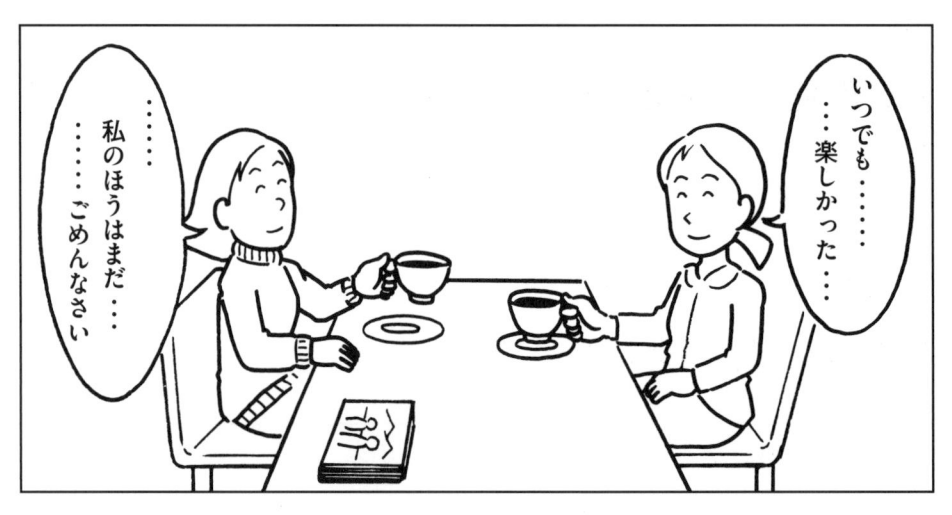

基本会話

A：これ、この間の旅行の写真ですね。

B：はい。焼き増しができたので、あなたにあげようと思って。

A：ありがとう。私のほうはまだ焼き増しができていないのです。ごめんなさい。

B：いつでもいいですよ。旅行は楽しかったですね。

会話の続き

〈例〉

A：秋になったら、また出かけたいですね。

B：紅葉はどこがよいですか。

A：やはり、京都じゃないでしょうか。

B：そうね。楽しみですね。計画を立てましょう。

17 人に物をあげる／17-2 写真をあげる（喫茶店で）

応 用 編

基本会話を参考にして、**状況1**、**状況2**に合う会話をしましょう。

基本会話――――

　A：これ、この間の旅行の写真ですね。
　B：はい。焼き増しができたので、あなたにあげようと思って。
　A：ありがとう。私のほうはまだ焼き増しができていないのです。ごめんなさい。
　B：いつでもいいですよ。旅行は楽しかったですね。

状況1

○○さんは、喫茶店で高校の同窓生と会っています。

　○○さんは、この間の同窓会で、全員を写した記念写真を友人にあげようと思っています。
　友人は、お礼を言いながら、自分が撮った写真は、まだ整理ができていないと謝りました。○○さんは気にしてませんでした。

会話例　　　対話者　C：女性友人　D：○○さん

　C：これ、この間の同窓会の記念写真ね。
　D：ええ。全員が写ってるので、あなたにあげようと思って。
　C：どうもありがとう。私が撮ったのは、まだ整理してないの。ごめんなさい。
　D：いつでもいいのよ。気にしないで。

17 人に物をあげる／17-2 写真をあげる（喫茶店で）

状況2

○○さんは、息子の結婚式に出席してくれた友人に、その時のスナップ写真を渡しています。

> 友人は、よい結婚式だったとほめた後、もらった写真を見ています。○○さんは、友人に、式に出席してくれたお礼を言いました。
> 友人もビデオ撮影をしたのですが、そのテープを持ってくるのを忘れてしまったと謝りました。しかし、○○さんは気にしませんでした。

会話ヒント　　対話者　C：男性友人　D：○○さん

C：息子さんの結婚式、よかったよ。これ、あの時の写真だね。

D：

C：

D：

拡大練習

基本会話に関連した場面で自由に会話をしてみましょう。

場所：喫茶店

対話者：ウェイターと○○さん

　例：冷房を調節してもらう

　　　窓側の席に移ってもよいかたずねる　　　　　　　　など

18 質問する

18-1 バス停の場所をたずねる ―どこ― (駅前で)

○○さんは、市役所に行くため、バスに乗ろうと思っています。しかし、どこのバス停に行ったらよいかわからないので、運転手にたずねています。

対話者　A：バスの運転手　B：○○さん(↓)

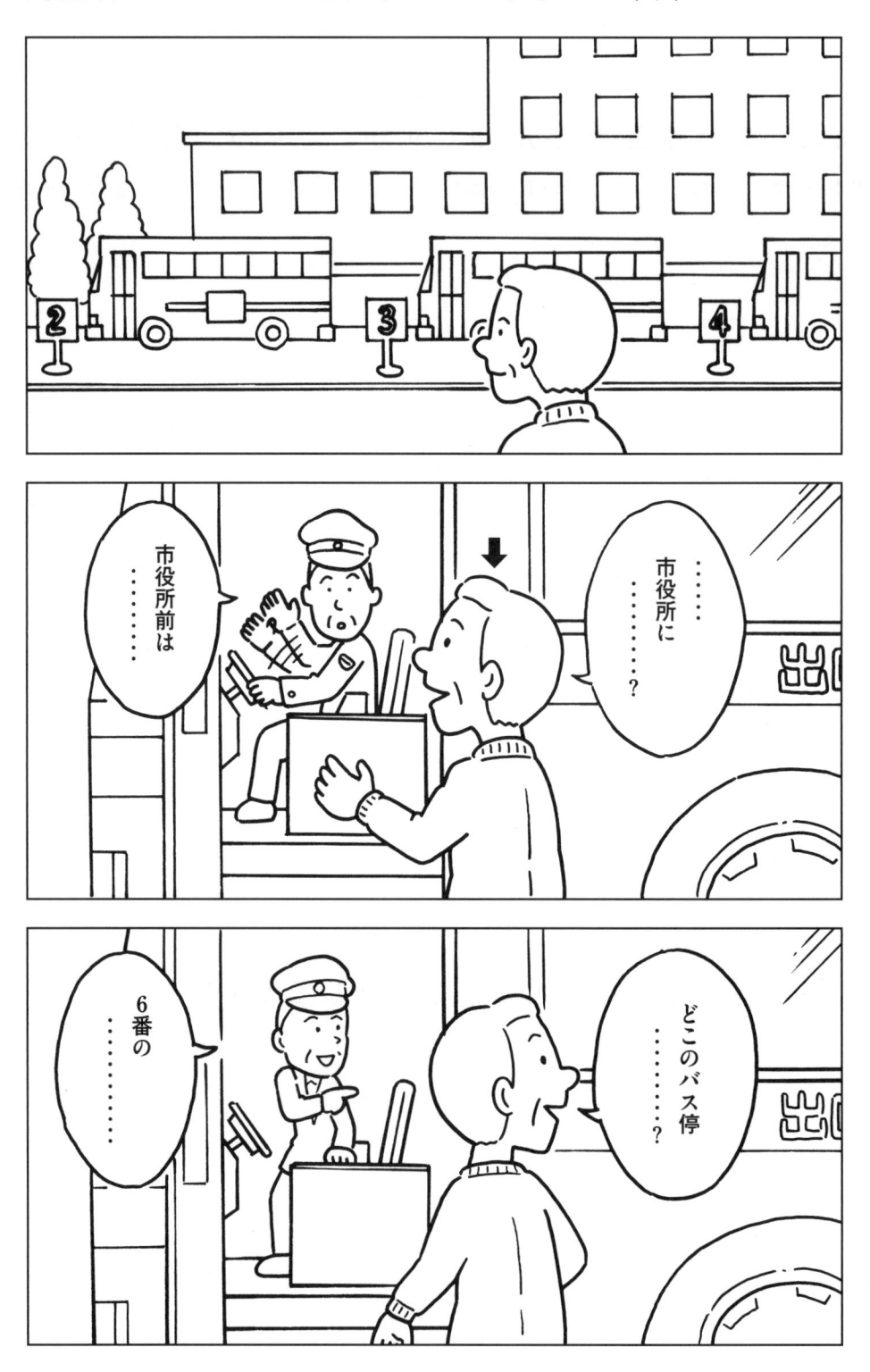

A：市役所前は……

B：市役所に……？

B：どこのバス停……？

A：6番の……

基本会話

B：このバスは市役所に行きますか。

A：市役所前は通りませんよ。

B：どこのバス停に行けばよいですか。

A：6番のバス停に行ってください。

会話の続き

〈例〉

B：6番のバスはどこ行きですか。

A：××行きです。

B：市役所前までは何分くらいかかりますか。

A：道路が混んでいなければ、10分くらいです。

18 質問する／18-1 バス停の場所をたずねる—どこ—（駅前で）

応用編

基本会話を参考にして、**状況1**、**状況2**に合う会話をしましょう。

基本会話────

　　B：このバスは市役所に行きますか。
　　A：市役所前は通りませんよ。
　　B：どこのバス停に行けばよいですか。
　　A：6番のバス停に行ってください。

状況1

　〇〇さんは、△△病院に行くのですが、どのバスに乗ればよいかわかりません。

> 　〇〇さんは、近くにいたバスの運転手に、△△病院に行くかたずねると、病院前は通らないと言われました。
> 　どこのバス停に行けばよいかをきくと、2番だと教えてくれました。

会話例　　　対話者　C：バスの運転手　D：〇〇さん

　　D：このバスは△△病院に行きますか。
　　C：△△病院前は通りませんよ。
　　D：どこのバス停に行けばよいですか。
　　C：2番のバス停に行ってください。

18 質問する／18-1 バス停の場所をたずねる―どこ―（駅前で）

状況2

○○さんは、小型タクシーに乗ろうと思っていたのに、知らないで中型車の乗り場で待っていました。

> ○○さんは、運転手に、小型タクシーの乗り場は、ここでよいかとたずねると、違うと言われました。
> そこで、運転手にその乗り場はどこかとたずねると、一番前だと教えてくれました。

会話ヒント　　　対話者　C：タクシーの運転手　D：○○さん

D：運転手さん、ここは小型タクシーの乗り場ですよね？

C：

D：

C：

拡大練習

基本会話に関連した場面で自由に会話をしてみましょう。

場所：駅前の交番

対話者：巡査と○○さん

　例：病院の送迎バスの乗り場をたずねる

　　　拾った財布を届ける　　　　　　など

18 質問する

18-2 クリーニングの仕上がり日をたずねる
―いつ―（クリーニング店で）

○○さんは、出かける予定ができたので、スーツとコートのクリーニングがいつできるか、店に来てたずねています

対話者　A：女性店員　B：○○さん（↓）

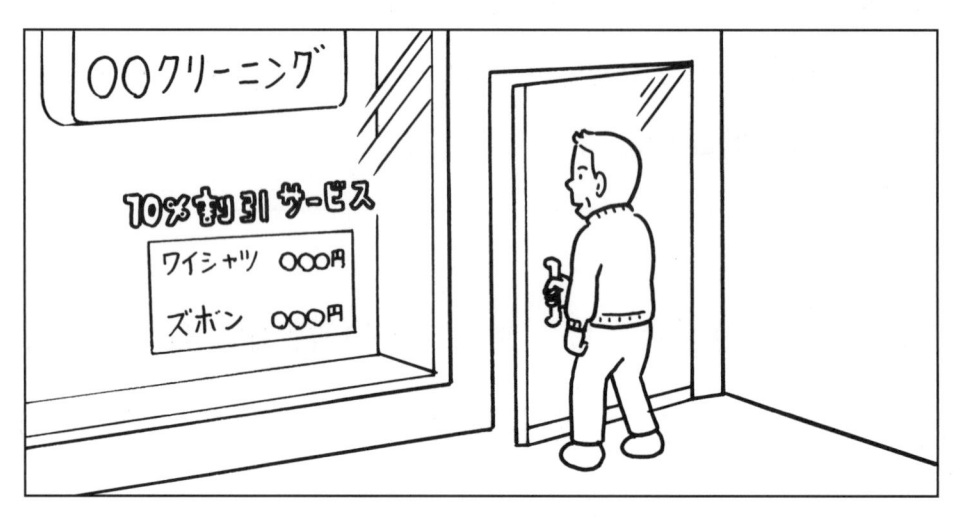

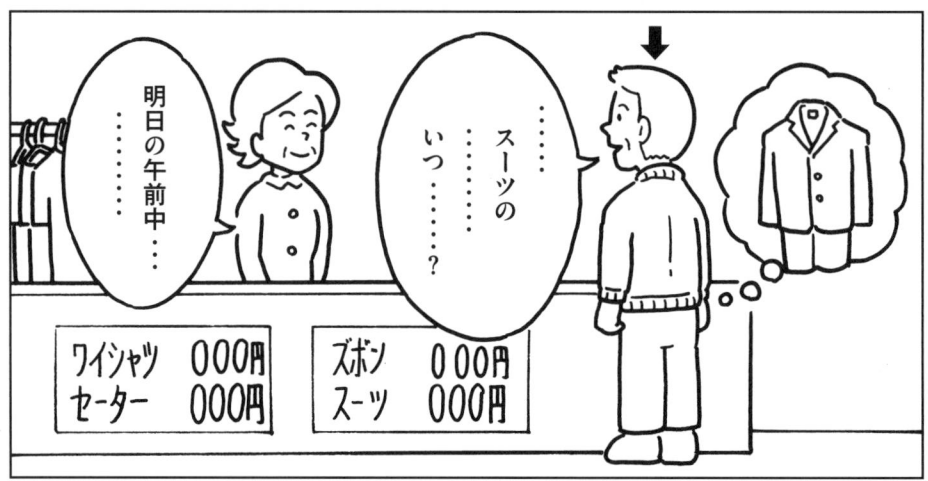

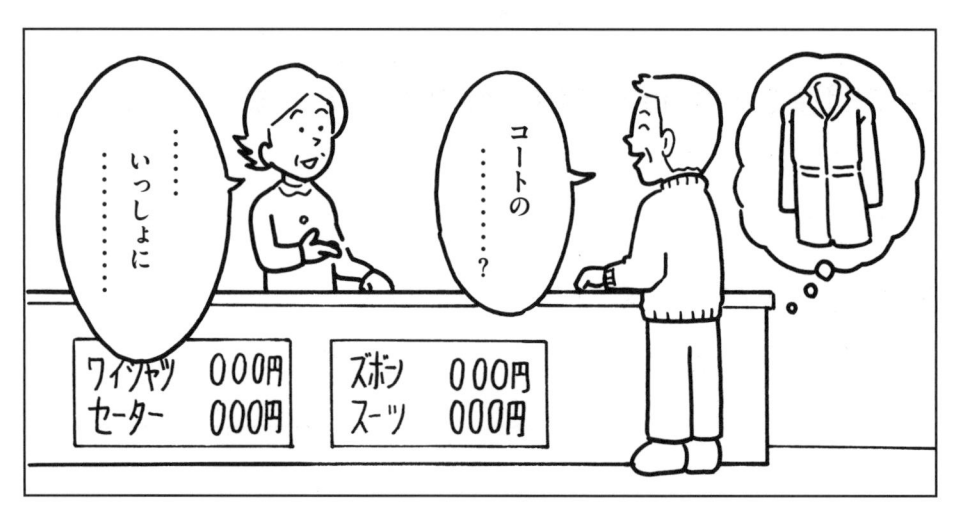

基本会話

B：私のスーツのクリーニングはいつできますか。

A：明日の午前中にでき上がりますが。

B：コートのほうはどうですか。

A：スーツといっしょに、明日、午前中にできてきます。

会話の続き

〈例〉

B：出かける予定ができたので、急に必要になりました。

A：お出かけはいつですか。

B：あさっての朝です。

A：それでしたら十分間に合いますよ。

18 質問する／18-2 クリーニングの仕上がり日をたずねる―いつ―（クリーニング店で）

応用編

基本会話を参考にして、**状況1**、**状況2**に合う会話をしましょう。

基本会話――――

　　B：私のスーツのクリーニングはいつできますか。
　　A：明日の午前中にでき上がりますが。
　　B：コートのほうはどうですか。
　　A：スーツといっしょに、明日、午前中にできてきます。

状況1

　○○さんは、クリーニング店でズボンのウエスト直しと、スカートの裾丈直しを頼んでいます。

> 　○○さんは、ウエスト直しはいつできるかたずねたところ、一週間後とのことでした。
> 　裾丈直しについてもきいてみると、そちらもいっしょに一週間後にできるとのことでした。

会話例　　　対話者　C：女性店員　D：○○さん

　　D：ズボンのウエスト直しは、いつできるの？
　　C：一週間後になりますが、よろしいですか。
　　D：はい。スカートの裾丈の直しのほうはどう？
　　C：ズボンといっしょに、一週間後になりますが。

状況2

○○さんは、来客があるので、寿司屋に、にぎり寿司と鯵のたたきを頼みました。

> 時間になっても届かないので、○○さんは、寿司屋に電話して、いつできるのかをたずねると、あと10分くらいでできるとのことでした。
> 鯵のたたきについてもきくと、それもいっしょに届けるとのことでした。

会話ヒント　　　対話者　C：寿司屋の店員　D：○○さん

D：○○ですが、注文した寿司がまだ届かないんだけど、いつできるの？

C：

D：

C：

拡大練習

基本会話に関連した場面で自由に会話をしてみましょう。

場所：クリーニング店

対話者：店員と○○さん

　例：カシミアのオーバーのクリーニング代をたずねる

　　　ジャケットの袖の染み抜きを頼む　　　　　　　　など

18 質問する

18-3 品物の値段をたずねる —いくら—（紳士用品売り場で）

○○さんは、ワイシャツを買おうと思って、デパートへやってきました。○○さんは店員に、いくらなのか、値段をたずねています。

対話者　A：女性店員　B：○○さん（↓）

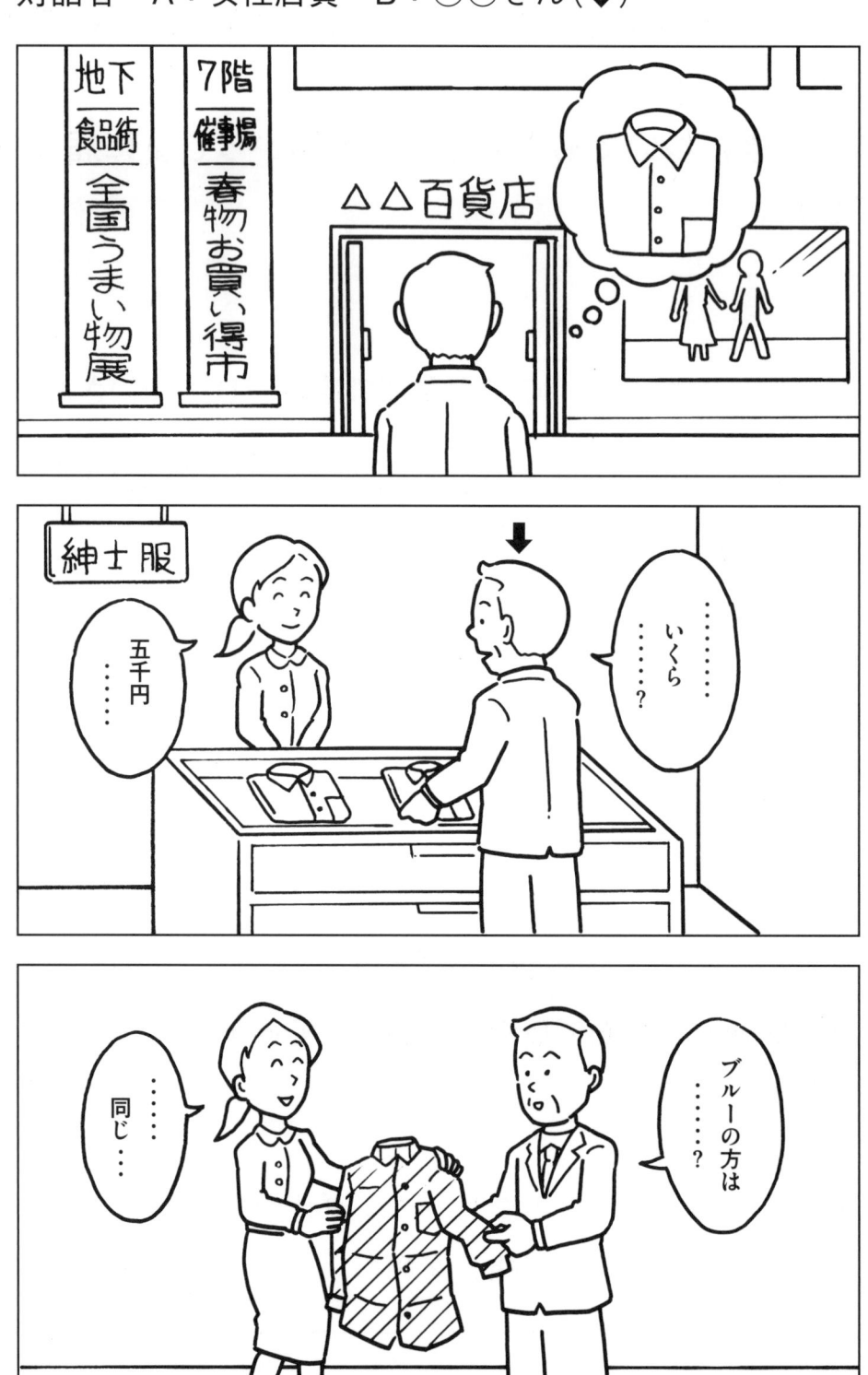

[1コマ目]
看板：「地下食品　全国うまい物展」「7階催場　春物お買い得市」
店頭：△△百貨店
（ワイシャツを思い浮かべている）

[2コマ目]
「紳士服」
A：五千円……
B：……いくら……？

[3コマ目]
A：……同じ……
B：ブルーの方は……？

基本会話

B：このワイシャツはいくらですか。

A：五千円ですが。

B：ブルーのほうはいくらですか。

A：白と同じです。

会話の続き

〈例〉

B：最近のワイシャツは細身ですね。

A：そうですね。男物も女物も細身になっていますね。

B：体にぴったりなのは、どうも窮屈ですね。

A：ご年配向きの楽なタイプもありますが。

18 質問する／18-3 品物の値段をたずねる—いくら—（紳士用品売り場で）

応用編

基本会話を参考にして、**状況1**、**状況2**に合う会話をしましょう。

基本会話

　　B：このワイシャツはいくらですか。
　　A：五千円ですが。
　　B：ブルーのほうはいくらですか。
　　A：白と同じです。

状況1

　○○さんは、ビタミン剤を買おうと思って、ドラッグストアへやってきました。

> 　○○さんが、店員にビタミンCの錠剤の値段をたずねると、2000円とのことでした。
> 　○○さんは、総合ビタミン剤にしようかと考えて値段をきくと、2000円でもあるけれど、中身が少ないとのことでした。

会話例　　　対話者　C：女性店員　D：○○さん

　　D：このビタミンCはいくらかしら？
　　C：2000円ですが。
　　D：総合ビタミンは、いくらくらい？
　　C：ビタミンCと同じ2000円程度のものもありますが、
　　　　中身が少ないですよ。

状況2

○○さんは、評判の男性歌手のCDを買おうと思っています。

○○さんが欲しいCDには、ほかに女性歌手のものもありました。○○さんは、店員に男性歌手のCDと、女性歌手のCDとで値段が違うのかたずねました。店員は、どちらも2500円だと答えました。

○○さんは、どちらがよいかきいてみると、男性歌手のCDのほうが売れているとのことでした。

会話ヒント　　　対話者　C：女性店員　D：○○さん

D：この男性歌手のCDはいくらかしら？　女性歌手のものと、値段が違うの？

C：

D：

C：

拡大練習

基本会話に関連した場面で自由に会話をしてみましょう。

場所：デパート

対話者：店員と○○さん

　例：快気祝いを送る手続きをする

　　　食品売り場で試食をすすめられる　　　　　　など

18 質問する

18-4 待ち時間をたずねる ―どのくらい―（理髪店で）

○○さんは、理髪店にやってきましたが、店内は待っている人で混んでいます。そこで、どのくらい待つのかきいています。

対話者　A：男性の理容師　B：○○さん（⬇）

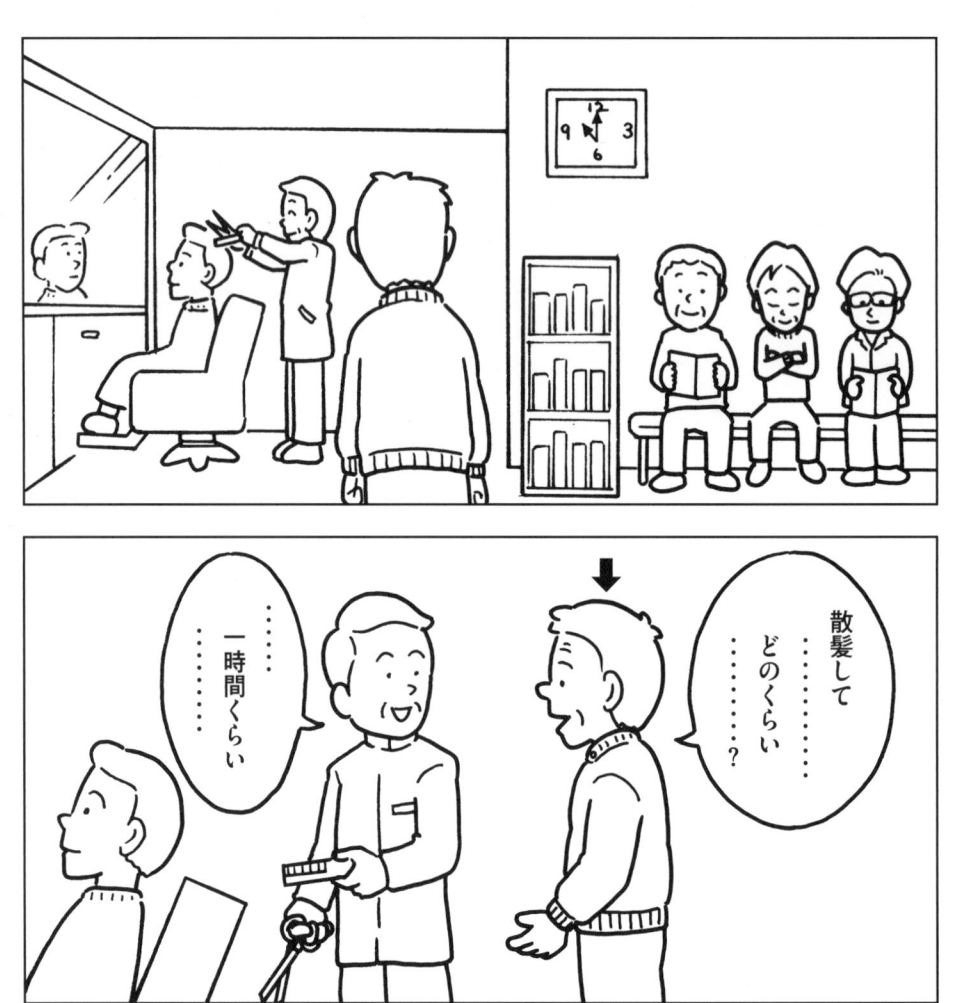

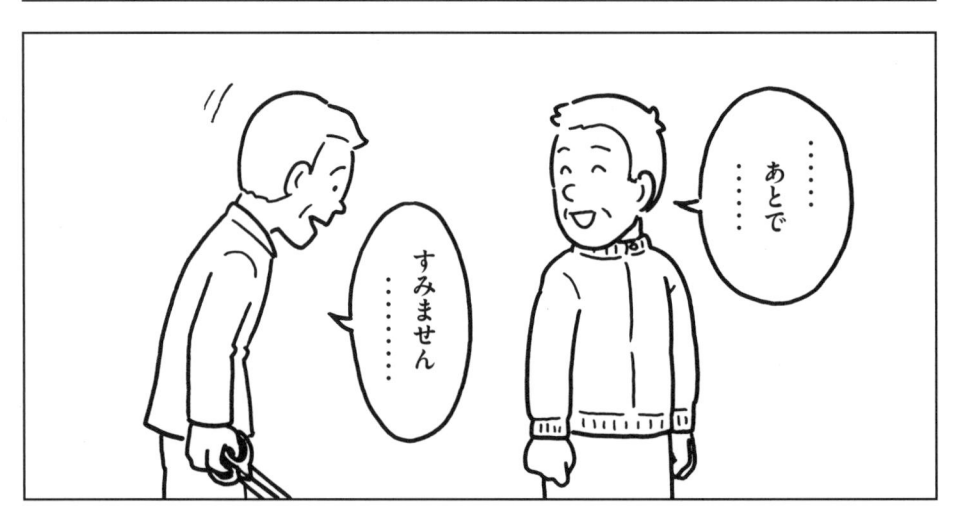

18 質問する／18-4 待ち時間をたずねる―どのくらい―（理髪店で）

基本会話

B：散髪してほしいのですが、混んでいますね。どのくらい待ちますか。

A：そうですね。1時間くらいだと思いますが。

B：じゃあ、また、あとで来ます。

A：すみません。お待ちしています。

会話の続き

〈例〉

B：一番すいているのは、いつ頃ですか。

A：お昼過ぎでしょうか。

B：時間の予約はできないのでしょうか。

A：すみません。予約制ではないものですから。

18 質問する／18-4 待ち時間をたずねる―どのくらい―（理髪店で）

応用編

基本会話を参考にして、**状況1**、**状況2**に合う会話をしましょう。

基本会話

　B：散髪してほしいのですが、混んでいますね。どのくらい待ちますか。
　A：そうですね。1時間くらいだと思いますが。
　B：じゃあ、また、あとで来ます。
　A：すみません。お待ちしています。

状況1

　○○さんは、髪を染めたいのですが、美容院の予約を忘れていました。そこで、美容院に行ってみて、待ち時間によってどうするか決めようと思いました。

> 　○○さんは、店が混んでいるので、どのくらい待つかたずねると、1時間くらいとのことでした。
> 　そこで、○○さんは後でもう一度、来ることにすると言うと、店員はおわびを言いました。

会話例　　対話者　C：女性店員　D：○○さん

　D：髪を染めたいんだけど、混んでいるわね。どのくらい待つかしら？
　C：そうですね。1時間くらいだと思いますが。
　D：じゃあ、また、あとで来るわ。
　C：すみません。お待ちしています。

18 質問する／18-4 待ち時間をたずねる—どのくらい—（理髪店で）

状況2

○○さんは、友人と、4時に渋谷の喫茶店で待ち合わせました。

○○さんは、その喫茶店に4時に着くには、どのくらい前に自宅を出ればよいか、不安なので友人に相談しました。友人は1時間半前と言います。

○○さんは、それでは早すぎるのではと言うと、友人は、あと15分くらい遅くてもよいと思うけれど、とにかく遅れないようにと言いました。

会話ヒント　　対話者　C：女性友人　D：○○さん

D：4時にその店に着くには、私はどのくらい前に家を出ればよいと思う？

C：

D：

C：

拡大練習

基本会話に関連した場面で自由に会話をしてみましょう。

場所：美容院

対話者：美容師と○○さん

例：カットする

　　パーマをかける　　　　　など

18 質問する

18-5 担当者をたずねる ―だれ―（市役所のカウンターで）

○○さんは、△△市役所で、介護のことをだれにたずねたらよいか、職員にききました。そして、係の人と妻の介護について話しています。

対話者　A：男性職員　B：○○さん（⬇）

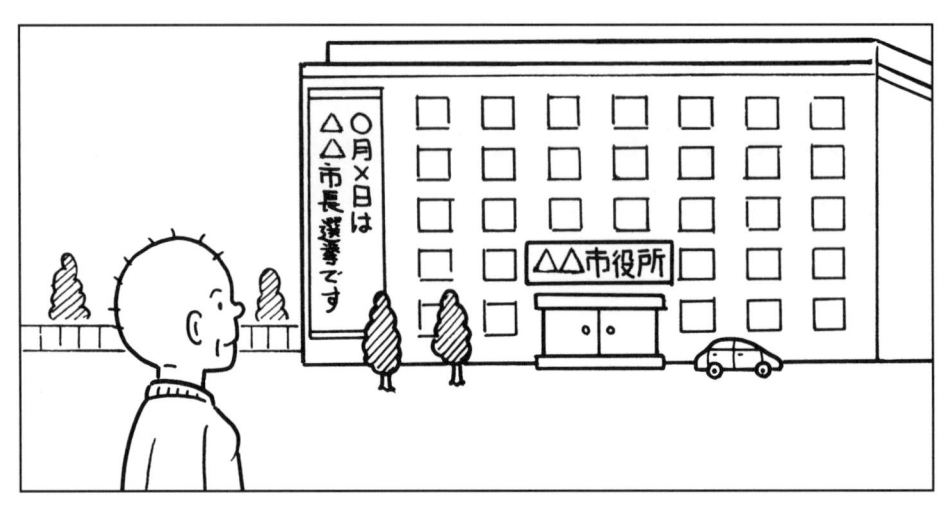

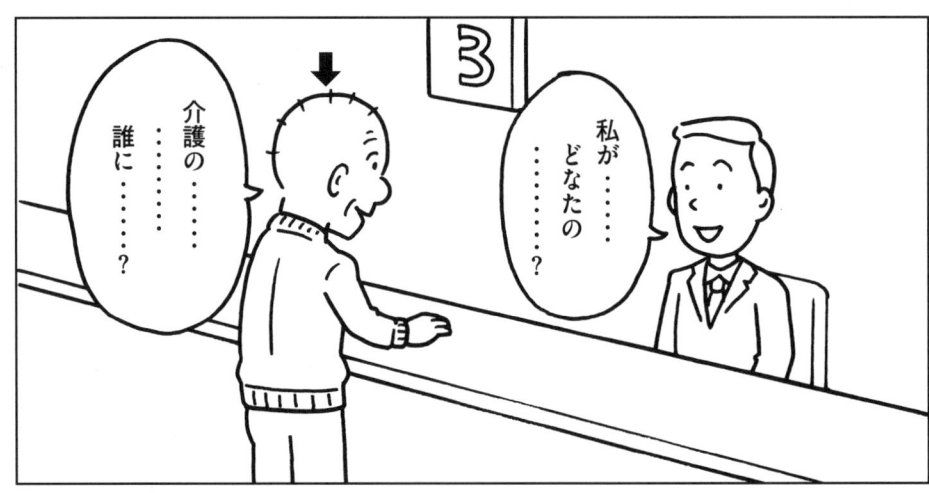

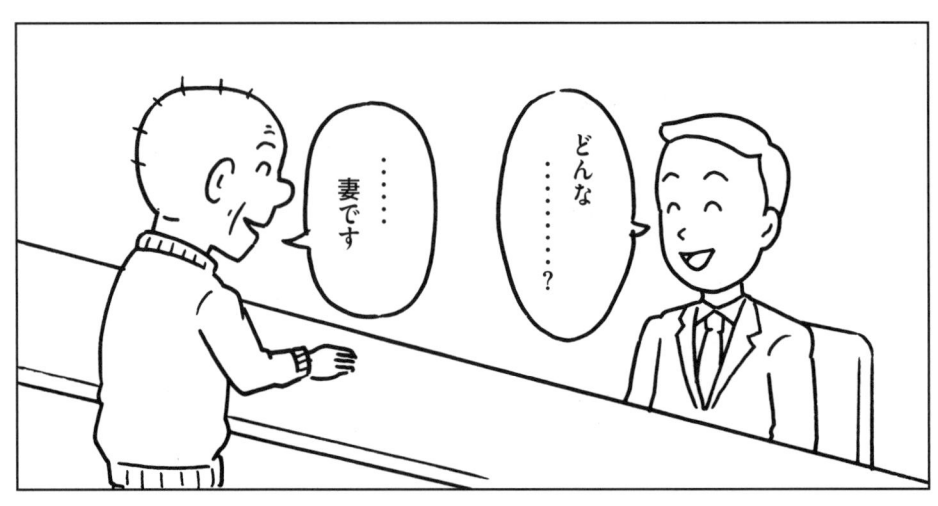

パネル1：△△市役所の建物前。「○月×日は△△市長選挙です」の看板。

パネル2：
A：私が……どなたの……？
B：介護の……誰に……？

パネル3：
B：……妻です
A：どんな……？

基本会話

B：介護のことを相談したいのですが、誰にきけばよいですか。

A：私がお聞きしますが。どなたの介護ですか。

B：私の妻です。

A：どんなご様子ですか。

会話の続き

〈例〉

B：妻は最近足が悪くなって、家の用があまりできないのです。

A：ヘルパーの派遣を希望されるのですね。

B：はい。週に2回くらい来てもらえると助かるのですが。

A：わかりました。申請の手続きが終わりましたら、必要な介護サービスを調べるために、調査員がおうかがいします。

18 質問する／18-5 担当者をたずねる―だれ―（市役所のカウンターで）

応用編

基本会話を参考にして、**状況1**、**状況2**に合う会話をしましょう。

基本会話────

　　B：介護のことを相談したいのですが、誰にきけばよいですか。
　　A：私がお聞きしますが。どなたの介護ですか。
　　B：私の妻です。
　　A：どんなご様子ですか。

状況1

　○○さんは、××社会保険事務所に自分の年金の相談に来ました。

> 　○○さんは、誰に年金の相談をしたらよいかわからないので、近くにいた職員にきいたところ、その人が話を聞くとのことでした。
> 　○○さんが、自分の年金が、正しく支払われているか調べたいと言うと、その職員は、今日、年金手帳を持ってきたかとたずねました。

会話例　　　対話者　C：男性職員　D：○○さん

　　D：年金のことをたずねたいのですが、誰にきけばよいですか。
　　C：私がお聞きしますが、どんなことでしょうか。
　　D：私の年金が正しく支払われているか調べたいのですが。
　　C：わかりました。今日、年金手帳はお持ちですか。

- 168 -

18 質問する／18-5 担当者をたずねる―だれ―（市役所のカウンターで）

状況2

○○さんは、自治会の当番が誰か知りたいと思っています。

> ○○さんが隣家にたずねたところ、鈴木さんだと教えられました。
> ○○さんは、その家を知らなかったので、再び、その家はどこかをたずねると、○○さんの家から5軒目だとのことでした。

会話ヒント　　　対話者　C：男性隣人　D：○○さん

D：今月の自治会の当番はどなたか、ご存知ですか。

C：

D：

C：

拡大練習

基本会話に関連した場面で自由に会話をしてみましょう。

場所：市役所

対話者：職員と○○さん

　例：住民票を取る

　　　印鑑証明書を取る　　　　　　　　など

- 169 -

18 質問する

18-6 贈答品についてたずねる ―なに―（紳士服売り場で）

○○さんは、お世話になった人へ贈る品を買いたいと思って、デパートにやってきました。しかし、何がよいのかわからないので、店員に相談しています。

対話者　A：女性店員　B：○○さん（⬇）

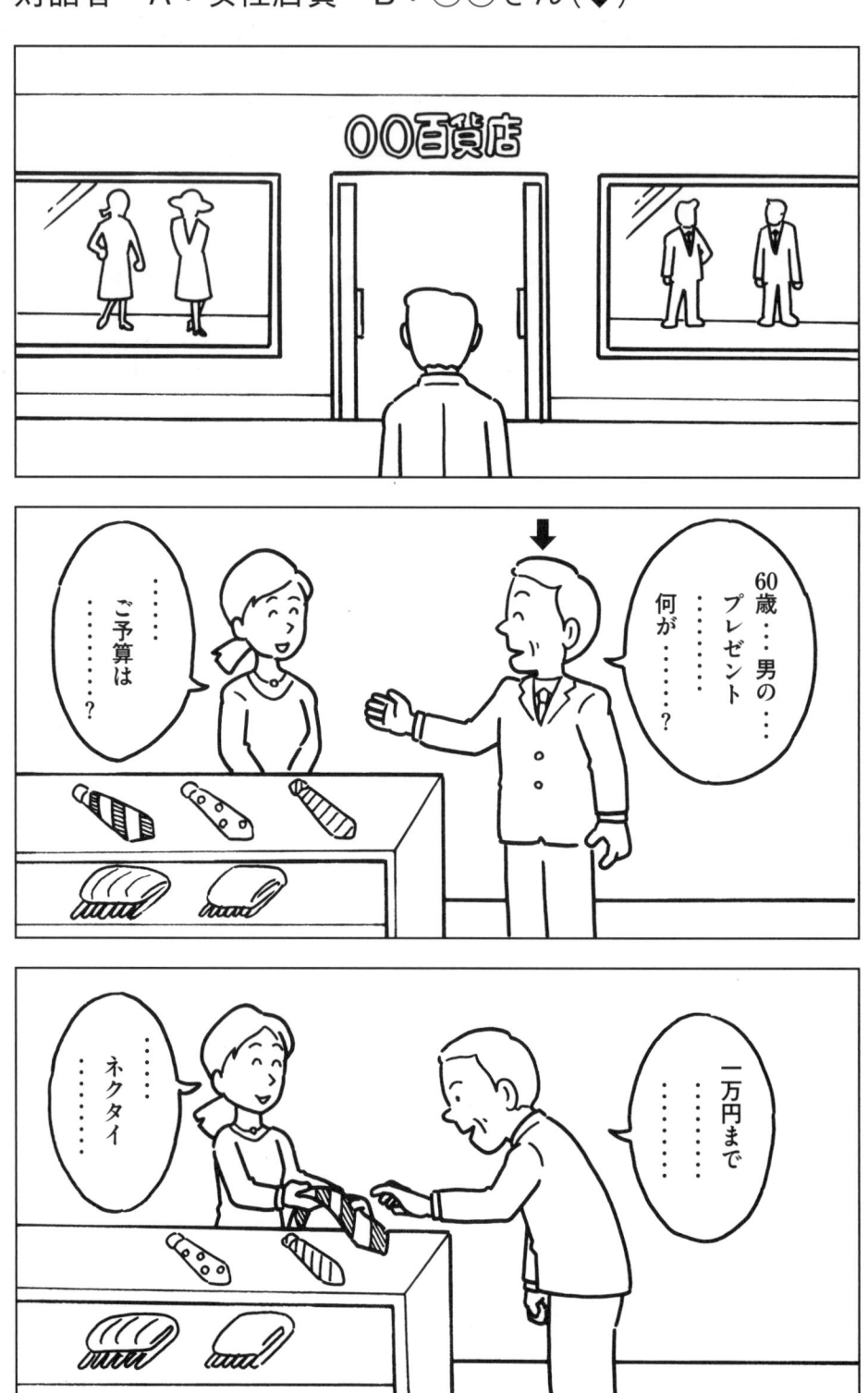

コマ1： ○○百貨店の入口に向かう○○さん。

コマ2：
B（⬇）：60歳……男の……プレゼント……何が……？
A：……ご予算は……？

コマ3：
A：……ネクタイ……
B：……一万円まで……

基本会話

B：60歳くらいの男の人へのプレゼントなのですが、何がよいでしょうか。

A：そうですね。ご予算はどのくらいですか。

B：一万円までにしたいと思っているのですが。

A：それでは、ネクタイなどはいかがでしょうか。

会話の続き

〈例〉

B：ネクタイは好みがあるから難しいですね。他に何かないでしょうか。

A：そうですね。マフラーなどもよいと思いますが。

B：マフラーね。よいかもしれませんね。いくらくらいですか。

A：いろいろありますので、お選びください。

18 質問する／18-6 贈答品についてたずねる—なに—（紳士服売り場で）

応用編

基本会話を参考にして、**状況1**、**状況2**に合う会話をしましょう。

基本会話――――

B：60歳くらいの男の人へのプレゼントなのですが、何がよいでしょうか。
A：そうですね。ご予算はどのくらいですか。
B：一万円までにしたいと思っているのですが。
A：それでは、ネクタイなどはいかがでしょうか。

状況1

○○さんは、デパートのアクセサリー売り場に来ています。

> ○○さんは、40歳くらいの女の人へのプレゼントに何がよいか、店員に相談したところ、予算をきかれました。
> ○○さんが5000円くらいと答えたところ、ネックレスをすすめられました。

会話例　　対話者　C：女性店員　D：○○さん

D：40歳くらいの女の人へのプレゼントなのですが、何がよいかしら？
C：そうですね。ご予算はどのくらいですか。
D：5000円くらいにしたいと思っているんだけど。
C：それでは、ネックレスなどはいかがでしょうか。

18 質問する／18-6 贈答品についてたずねる―なに―（紳士服売り場で）

状況2

○○さんは、デパートのお歳暮用品の売り場に来ています。

> ○○さんは、友人に送るお歳暮に何がよいか、店員に相談したところ、店員は、予算と品物の希望をききました。
> ○○さんは、3000円から5000円程度で、家族で食べられるものがよいと言いました。すると、店員は、洋菓子の詰め合わせをすすめました。

会話ヒント　　対話者　C：女性店員　D：○○さん

D：友人に送るお歳暮なんですが、何がよいか、相談にのってください。

C：

D：

C：

拡大練習

基本会話に関連した場面で自由に会話をしてみましょう。
場所：デパート
対話者：店員と○○さん
　例：買いたい品物の売り場をたずねる
　　　商品券を買う　　　　　　など

18 質問する

18-7 理由をたずねる ―どうして―（公園のベンチで）

○○さんは、公園のベンチにかけて、近所の人と話をしています。今年の天候が異常なのはどうしてなのかたずねています。

対話者　A：近所の男性　B：○○さん（↓）

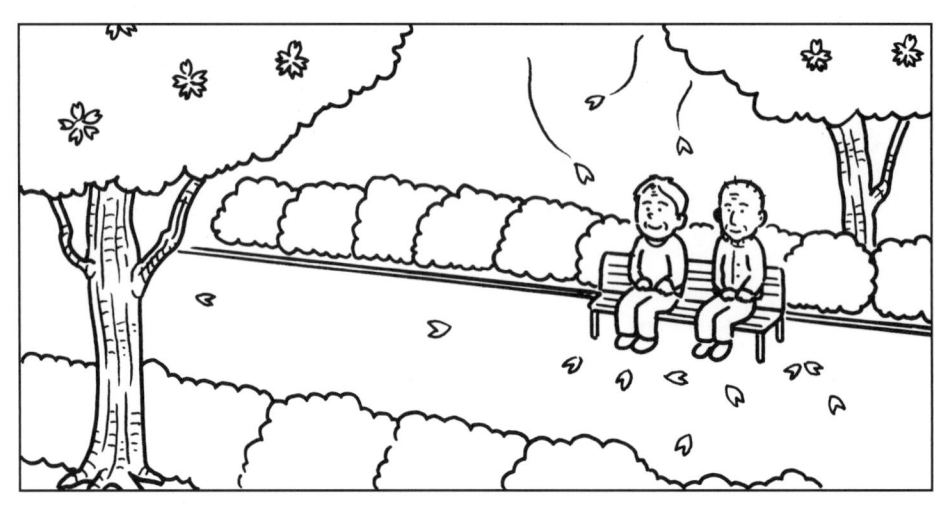

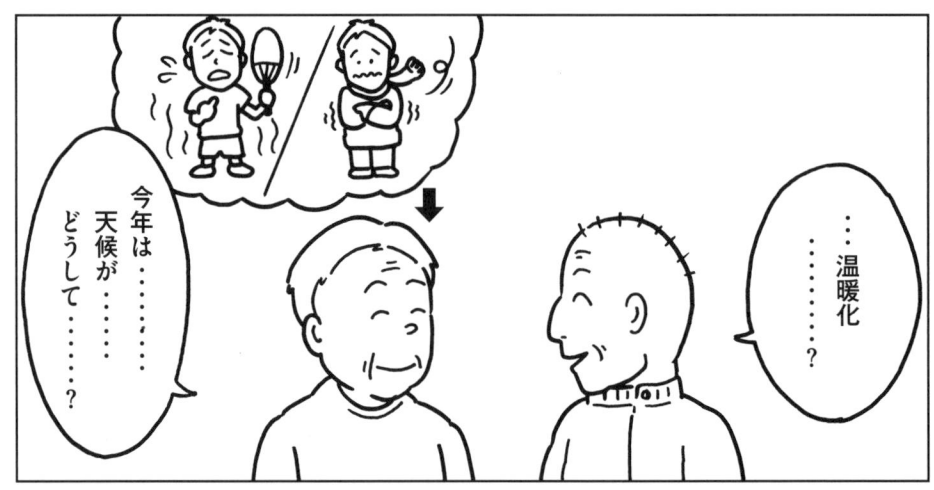

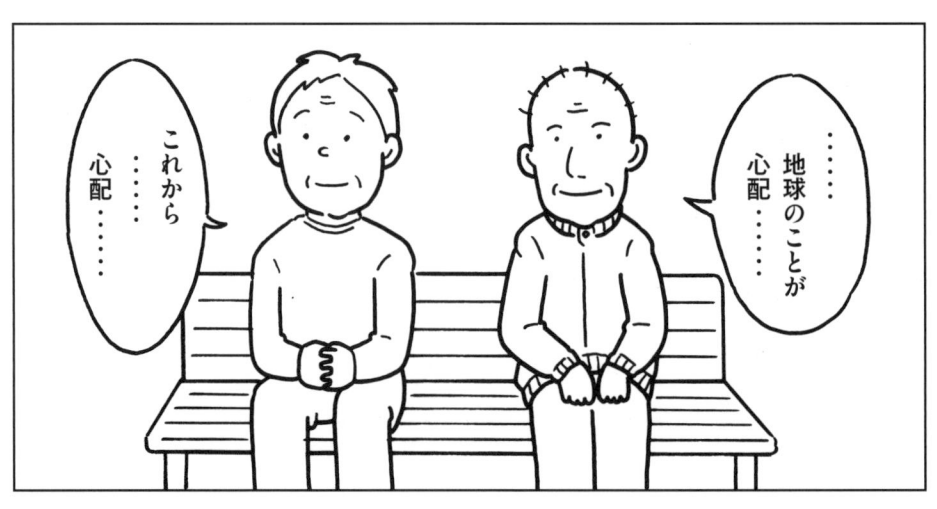

基本会話

B：今年は、暑かったり寒かったり、天候がおかしいですね。どうしてなのでしょうかね。

A：地球温暖化のせいではないでしょうか。

B：これからどうなるのか心配ですね。

A：そうですね。地球のことが心配ですね。

会話の続き

〈例〉

B：地球が温暖化すると、他にどんなことが起こるのですか。

A：氷河がどんどん溶けて、海に沈む国があるそうですよ。

B：日本は大丈夫でしょうね。

A：もちろん。南太平洋の島国の話ですよ。

18 質問する／18-7 理由をたずねる―どうして―（公園のベンチで）

応用編

基本会話を参考にして、**状況1**、**状況2**に合う会話をしましょう。

基本会話────

　B：今年は、暑かったり寒かったり、天候がおかしいですね。どうしてなのでしょうかね。
　A：地球温暖化のせいではないでしょうか。
　B：これからどうなるのか心配ですね。
　A：そうですね。地球のことが心配ですね。

状況1

　○○さんは、ベンチで近所の老人仲間と話しているところです。

> 　○○さんが、仲間に、最近桜の開花が早くなった理由をたずねると、彼は、地球温暖化のせいだろうと答えました。
> 　そこで、○○さんは、春が早く来るのを喜んでばかりいられないと言うと、彼は、地球がおかしくなってきているからと言って同意しました。

会話例　　　対話者　C：近所の男性　D：○○さん

　D：最近は桜が咲くのが早くなったね。どうしてなんだろう？
　C：地球温暖化のせいじゃないかな。
　D：春が早く来るのはうれしいけど、喜んでばかりおられないなあ。
　C：そうだよ。地球がおかしくなってきてるんだから。

18 質問する／18-7 理由をたずねる―どうして―（公園のベンチで）

状況２

　最近の夏は、夜になってもセミがうるさく鳴いています。○○さんは、このことについて、友人と話しています。

　　○○さんが、その理由をたずねると、友人は、地球温暖化が大きな原因で、夜になっても外の気温が下がらないためだと言いました。
　　○○さんが、早く涼しくなってほしいと言うと、友人は今度は冷害が心配だと言いました。

会話ヒント　　　対話者　C：男性友人　D：○○さん

D：最近は、夜中までセミが鳴いてるね。どうしてなんだろう？

C：

D：

C：

拡大練習

基本会話に関連した場面で自由に会話をしてみましょう。
場所：公園
対話者：老人会の仲間と○○さん
　例：老人会のラジオ体操に参加したいので相談する
　　　花壇の花についてたずねる　　　　　など

18 質問する

18-8 どちらのぶどうがおいしいかたずねる
―どちら―（スーパーで）

○○さんは、ぶどうを買おうと思っています。それで、2つのぶどうを持って、どちらがおいしいか店員にたずねています。

対話者　A：男性店員　B：○○さん（↓）

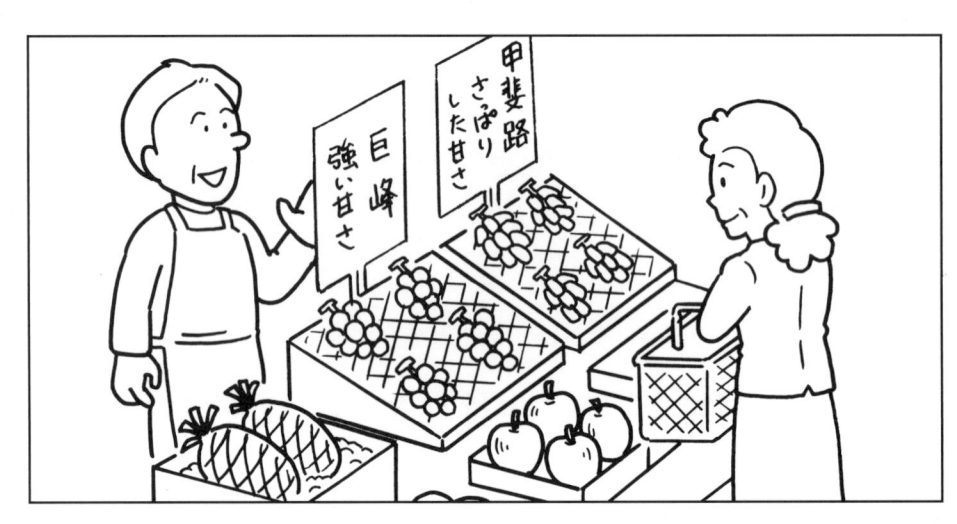

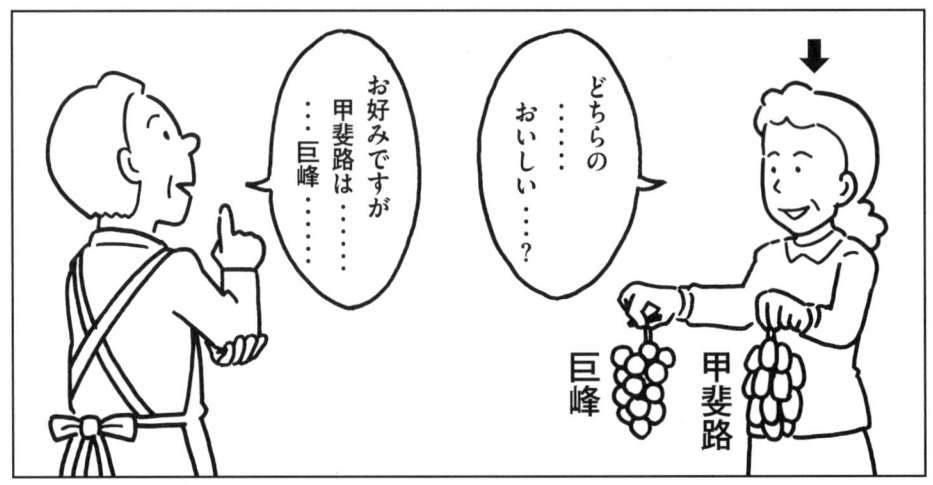

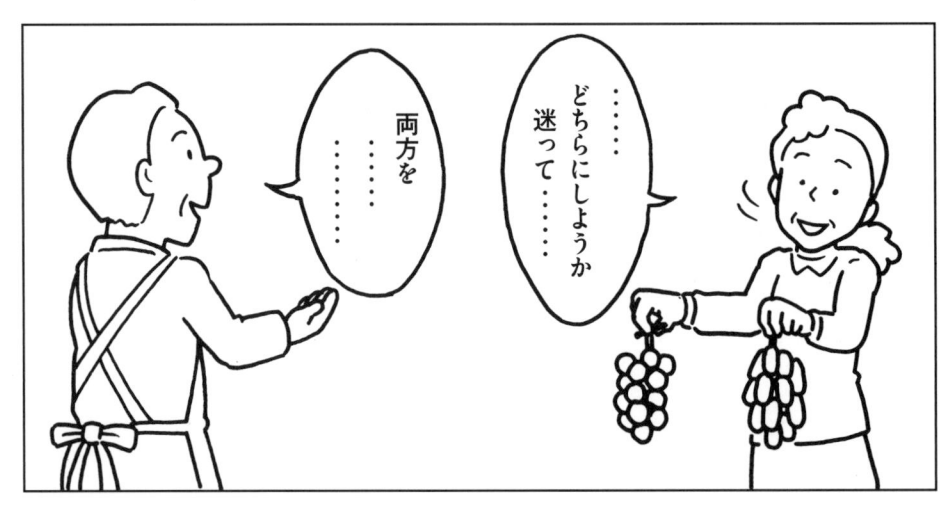

基本会話

B：どちらのぶどうがおいしいですか。

A：お好みですが、「甲斐路」はさっぱりした甘さです。どちらかというと、甘味は「巨峰」のほうが強いですね。

B：そうですか。どちらにしようか迷ってしまいますね。

A：両方を一房ずつ、いかがでしょうか。

会話の続き

〈例〉

B：そうですね。じゃあ、そうしてみましょう。

A：ありがとうございます。二つを食べ比べてみてください。

B：そうですね。そうすれば、次に買う時に迷わなくて済みますね。

A：次は他の種類も試してみてください。

18 質問する／18-8 どちらのぶどうがおいしいかたずねる―どちら―（スーパーで）

応用編

基本会話を参考にして、**状況1**、**状況2**に合う会話をしましょう。

基本会話────

B：どちらのぶどうがおいしいですか。

A：お好みですが、「甲斐路」はさっぱりした甘さです。どちらかというと、甘味は「巨峰」のほうが強いですね。

B：そうですか。どちらにしようか迷ってしまいますね。

A：両方を一房ずつ、いかがでしょうか。

状況1

○○さんは、八百屋で新鮮な大根を買おうと思っています。

> 葉つきのものと、葉がないものがあり、○○さんは、どちらが新鮮なのか、八百屋さんにたずねました。彼はどちらも新鮮だけれど、葉つきのものは地元の大根だと言いました。
> ○○さんは、葉つきのほうが新鮮な気がすると言いました。

会話例　　　対話者　C：八百屋さん　D：○○さん

D：どちらの大根が新鮮なのかしら？

C：どちらも新鮮だよ。葉がついているほうは地元の大根だけどね。

D：葉がついていると、新鮮な気がするわね。

C：それじゃ、葉つきにする？

18 質問する／18-8 どちらのぶどうがおいしいかたずねる―どちら―（スーパーで）

状況2

○○さんは、日傘を買うためにデパートへ来ました。

　最近は黒い日傘が多いのですが、○○さんは、自分には黒は似合わないのではないかと思い、店員にたずねました。店員はそんなことはないし、紫外線防止効果が高いと言いました。
　○○さんは、黒い傘を買うことにしました。店員は、お買い上げのお礼を言いました。

会話ヒント　　　対話者　C：女性店員　D：○○さん

D：私には黒い傘は似合わないのではないかしら？

C：

D：

C：

拡大練習

基本会話に関連した場面で自由に会話をしてみましょう。

場所：スーパーマーケット

対話者：店員と○○さん

　例：鯵を三枚におろしてもらう

　　　レジ袋を断る　　　　　　　など

18 質問する

18-9 ATM（現金自動預け払い機）の操作をたずねる
―どうすれば―（銀行で）

○○さんは、ATMでの振り込みのしかたがわかりません。どうすればよいのか、行員に手順を教えてもらおうと思い、たずねています。

対話者　A：女性行員　B：○○さん（⬇）

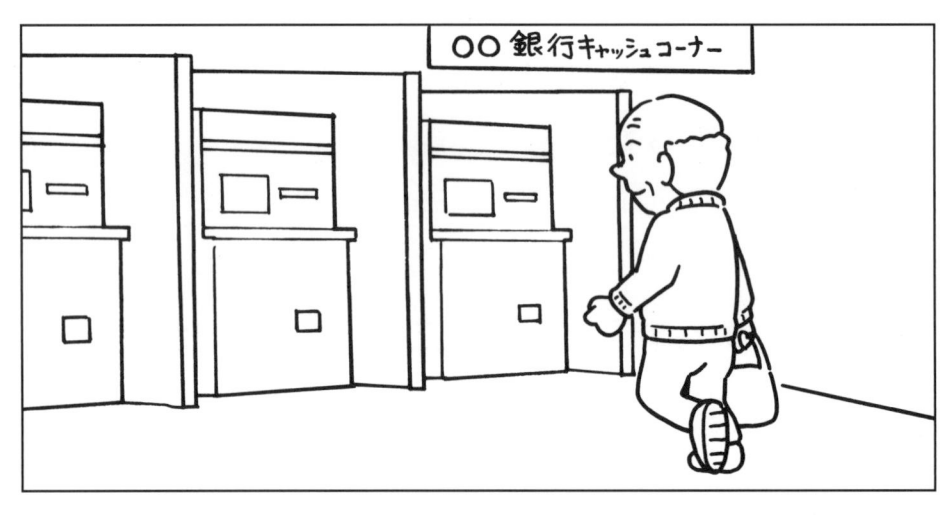

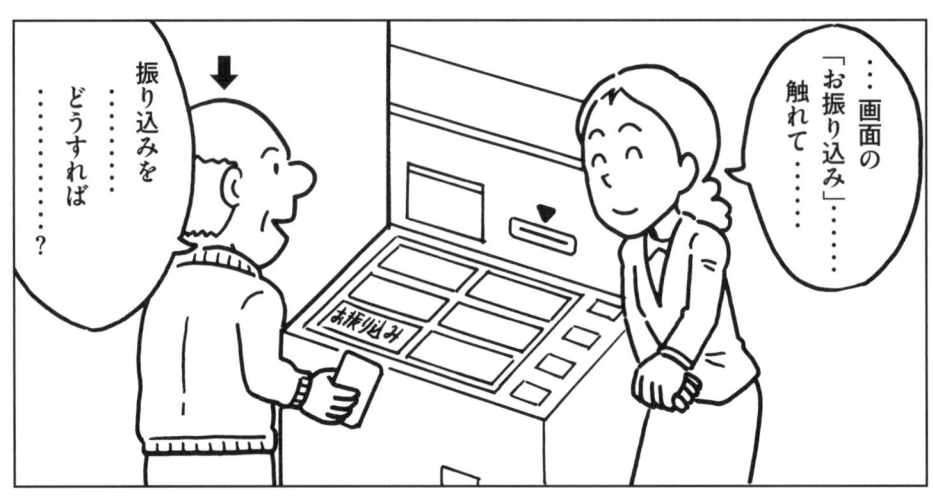

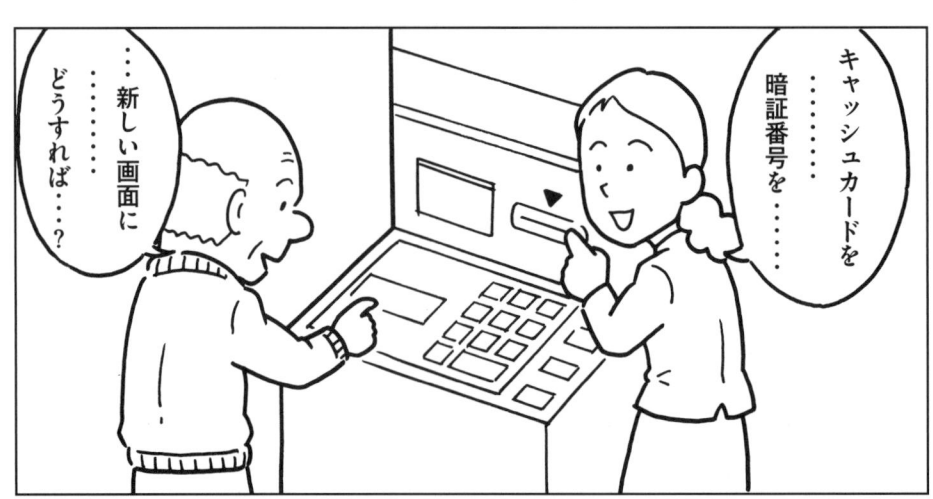

B：……振り込みを　どうすれば……………？

A：……画面の「お振り込み」……触れて……

B：……新しい画面に　どうすれば……？

A：キャッシュカードを…………暗証番号を……

基本会話

B：振り込みをしたいのですが、どうすればよいのか、教えてもらえませんか。

A：はい。まず、画面の「お振り込み」と書いてあるところに触れてください。

B：新しい画面になりましたね。次はどうすればよいですか。

A：キャッシュカードを入れてから、数字に触れて暗証番号を入れてください。

会話の続き

〈例〉

B：銀行の名前が書いてある画面が出ましたが。

A：その中から、振り込み先の銀行の名前に触れてください。

B：次は振り込み金額を入れるのですね。

A：はい。そうです。あとは確認の画面ですから、大丈夫でしょう。

18 質問する／18-9 ATM（現金自動預け払い機）の操作をたずねる―どうすれば―（銀行で）

応用編

基本会話を参考にして、**状況1**、**状況2**に合う会話をしましょう。

基本会話――――

B：振り込みをしたいのですが、どうすればよいのか、教えてもらえませんか。
A：はい。まず、画面の「お振り込み」と書いてあるところに触れてください。
B：新しい画面になりましたね。次はどうすればよいですか。
A：キャッシュカードを入れてから、数字に触れて暗証番号を入れてください。

状況1

　○○さんは、ATMでお金を引き出したいのですが、やり方がわかりません。

> 　○○さんは、どうすればよいのか、行員に教えてもらえないかと頼みました。行員は画面の「お引き出し」と書いてあるところに、触れるように言いました。
> 　画面が替わったので、○○さんは次のやり方をたずねました。行員はキャッシュカードを入れて、暗証番号を入れるように言いました。

会話例　　対話者　C：女性行員　D：○○さん

D：お金を引き出したいんだけど、どうやればよいのか、教えてもらえないかな？
C：はい。まず、画面の「お引き出し」と書いてあるところに触れてください。
D：新しい画面になったね。次はどうすればいいの？
C：キャッシュカードを入れてから、数字に触れて暗証番号を入れてください。

18 質問する／18-9 ATM（現金自動預け払い機）の操作をたずねる―どうすれば―（銀行で）

状況2

○○さんはATMで通帳に記入をしたことがありません。

> ○○さんは、どうすればよいのか、行員に教えてもらうことにしました。行員は、画面の「通帳記入」と書いてあるところに触れるように言いました。次に、通帳のページを開いて、ATMに入れるようにと言いました。
> ○○さんは、通帳を開いたのですが、どちらの面を上にするのかわからなくて行員にたずねたところ、記帳する面が上だとのことでした。

会話ヒント　　　対話者　C：女性行員　D：○○さん

D：通帳に記入したいんだけど、やり方を、教えてもらえないかな？

C：

D：

C：

拡大練習

基本会話に関連した場面で自由に会話をしてみましょう。

場所：銀行

対話者：銀行員と○○さん

　例：口座を開設する
　　　定期預金を解約する　　　　　　　など

Part II
情景画を用いた会話訓練

・絵の情景について自由に話してみましょう。

・次に、絵の中の1、2の場面について、絵の登場人物になったつもりで会話をしましょう。

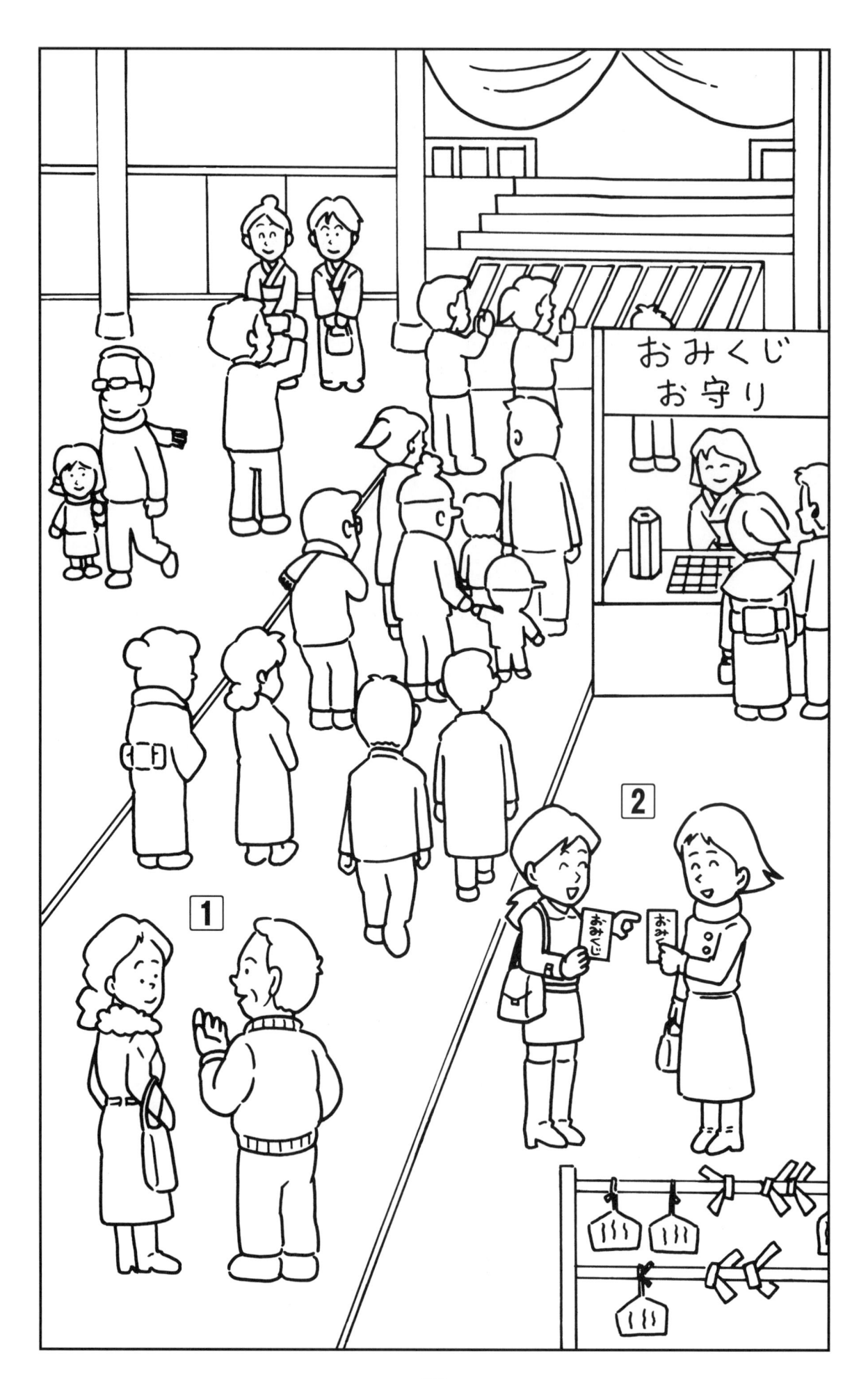

おみくじ
お守り

1. 初 詣

場面1：お参り
　今日は元日です。お天気がいいので、松本さんは夫婦で近くの神社に初詣に来ました。お参りに来ている人が大勢います。

　　　夫：今年は去年より人が多いみたいだね。
　　　妻：
　　　夫：
　　　妻：

場面2：おみくじ
　お参りを済ませた人たちがおみくじをひいています。2人連れの若い女性がひいたおみくじを見せ合い、楽しそうに話をしています。

　　　女1：ねえねえ、おみくじ、何だった？
　　　女2：
　　　女1：
　　　女2：

会 話 例

場面1
　夫：今年は去年より人が多いみたいだね。
　妻：本当ね。ちょっと混んでるわね。
　夫：もう少し早めに出てくればよかったかな。
　妻：そうねえ。そのほうがよかったかもしれないわね。

場面2
　女1：ねえねえ、おみくじ、何だった？
　女2：私は「小吉」、「願い事かなう」と書いてあるわ。
　女1：わあ、よかったじゃない。私は「吉」、今年はいい年になりそう。
　女2：お守りを買っていこうかしら。

花見団子　甘酒

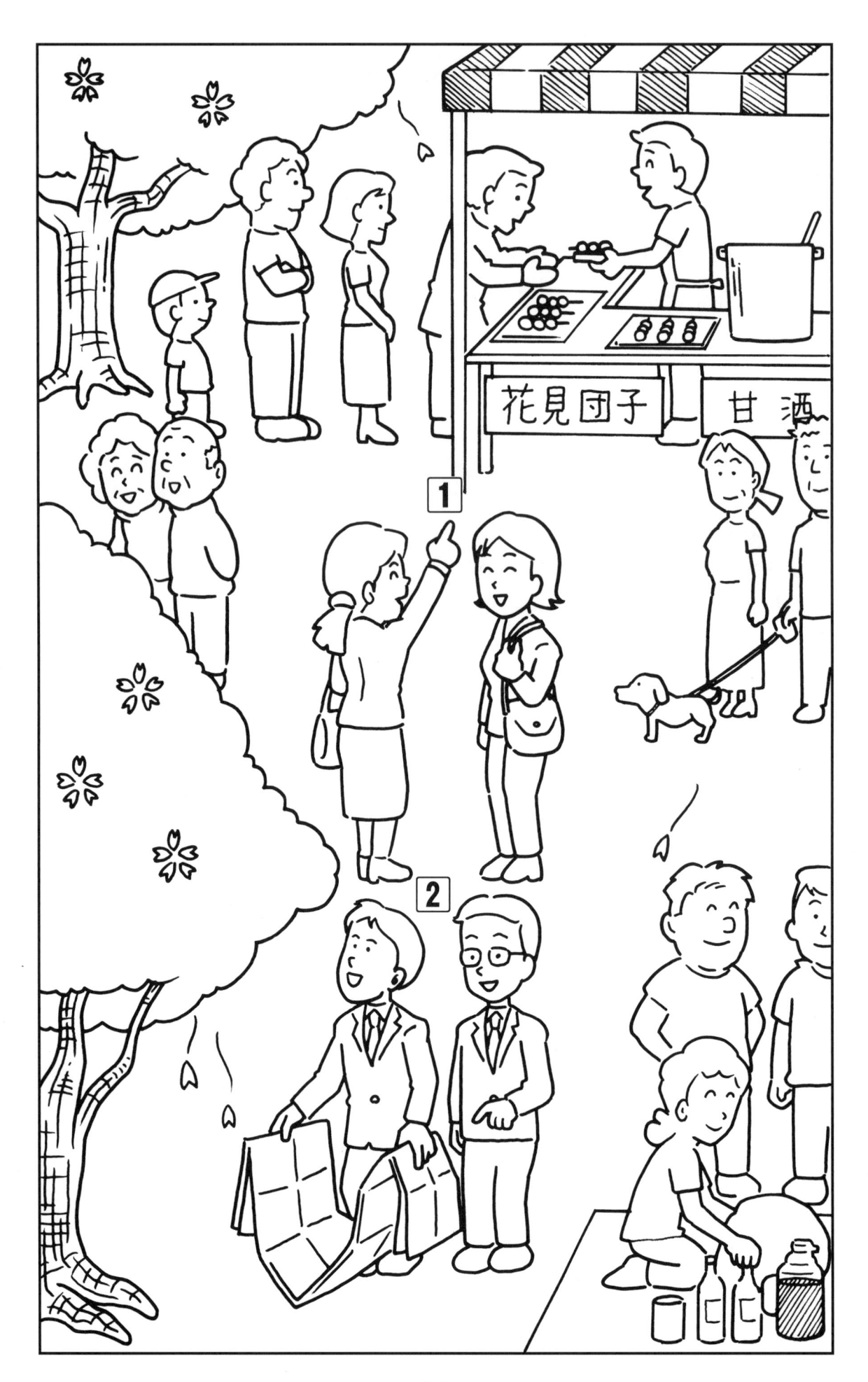

2. お花見

場面1：公園の露店
　公園は桜が満開になり、大勢の人でにぎわっています。甘酒や団子を売っている露店の前で2人の女性が話しています。

　　　女1：ねえ、甘酒ですって。飲んでみる？
　　　女2：
　　　女1：
　　　女2：

場面2：場所とり
　若い男性2人がお花見の場所をとりにきました。ちょうど大きな桜の木の下が空いているのを見つけました。

　　　男1：この大きな木の下はどう？
　　　男2：
　　　男1：
　　　男2：

会 話 例

場面1
　女1：ねえ、甘酒ですって。飲んでみる？
　女2：そうね、買ってみましょうよ。
　女1：お団子もあるわ、どうする？
　女2：ここの名物らしいから、食べましょう。

場面2
　男1：この大きな木の下はどう？
　男2：10人くらいだから、このくらいスペースがあれば何とかなるよ。
　男1：じゃあ、ここに決めよう。
　男2：シートを持ってきたから敷いておこうか。

1

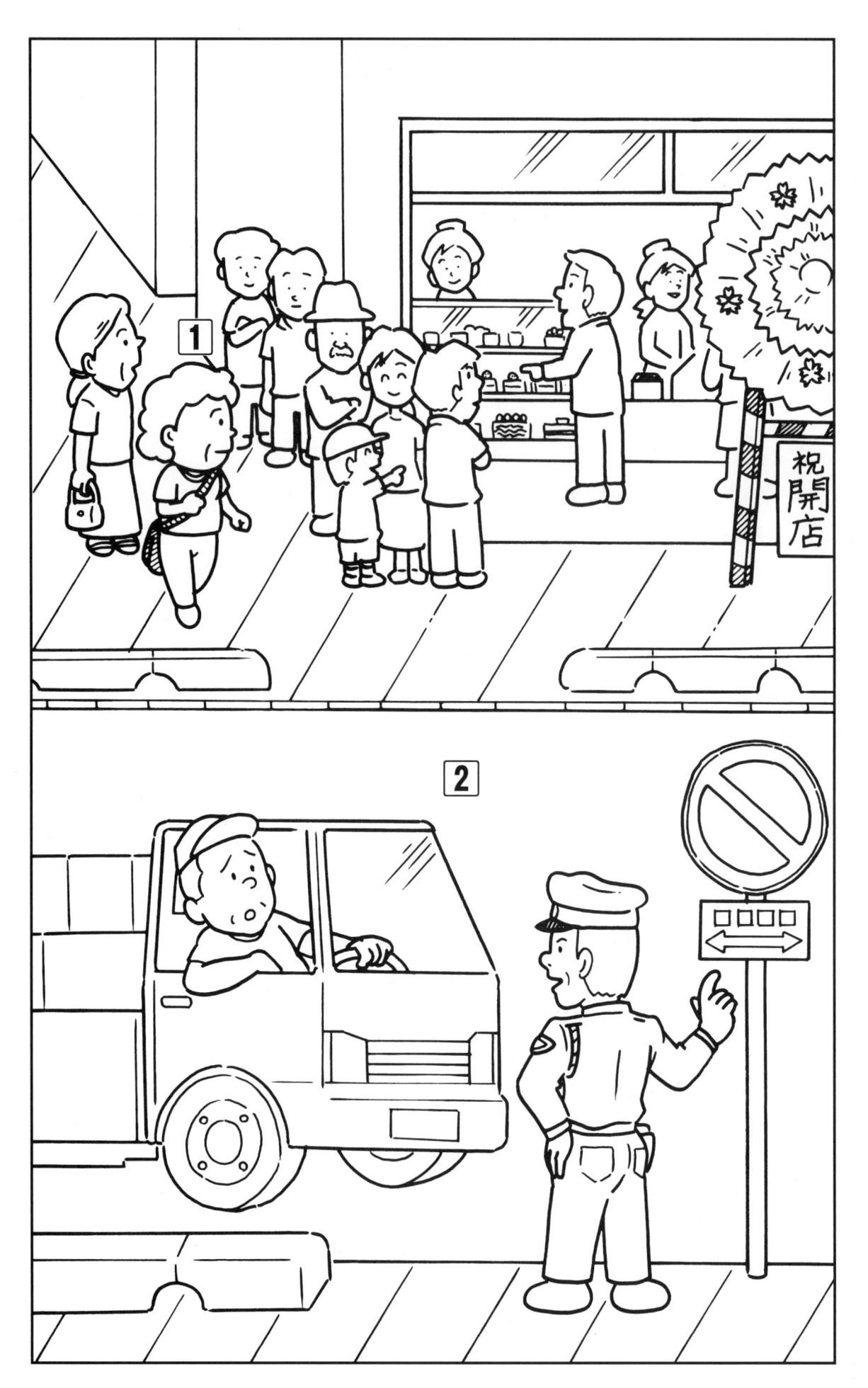

2

3. 商店街

場面1：行列

　女性が2人、商店街を歩いています。新しくできたケーキ店の前には行列ができています。

　　　女1：あら、なにかしら、この行列。
　　　女2：
　　　女1：
　　　女2：

場面2：駐車違反

　道路にトラックが1台止まっています。警察官がその車の運転手に注意しています。

　　　警察官：ここは駐車禁止ですよ。
　　　運転手：
　　　警察官：
　　　運転手：

会 話 例

場面1
　女1：あら、なにかしら、この行列。
　女2：新しくできたケーキ屋さんみたいよ。
　女1：こんなに並んでるってことは、きっとおいしいのね。
　女2：じゃあ、私たちも並びましょう。

場面2
　警察官：ここは駐車禁止ですよ。
　運転手：荷物を降ろすだけなので、すぐに出しますから。
　警察官：他の車が通れなくなるから、すぐ動かしてください。
　運転手：すみません、今、出します。

- 194 -

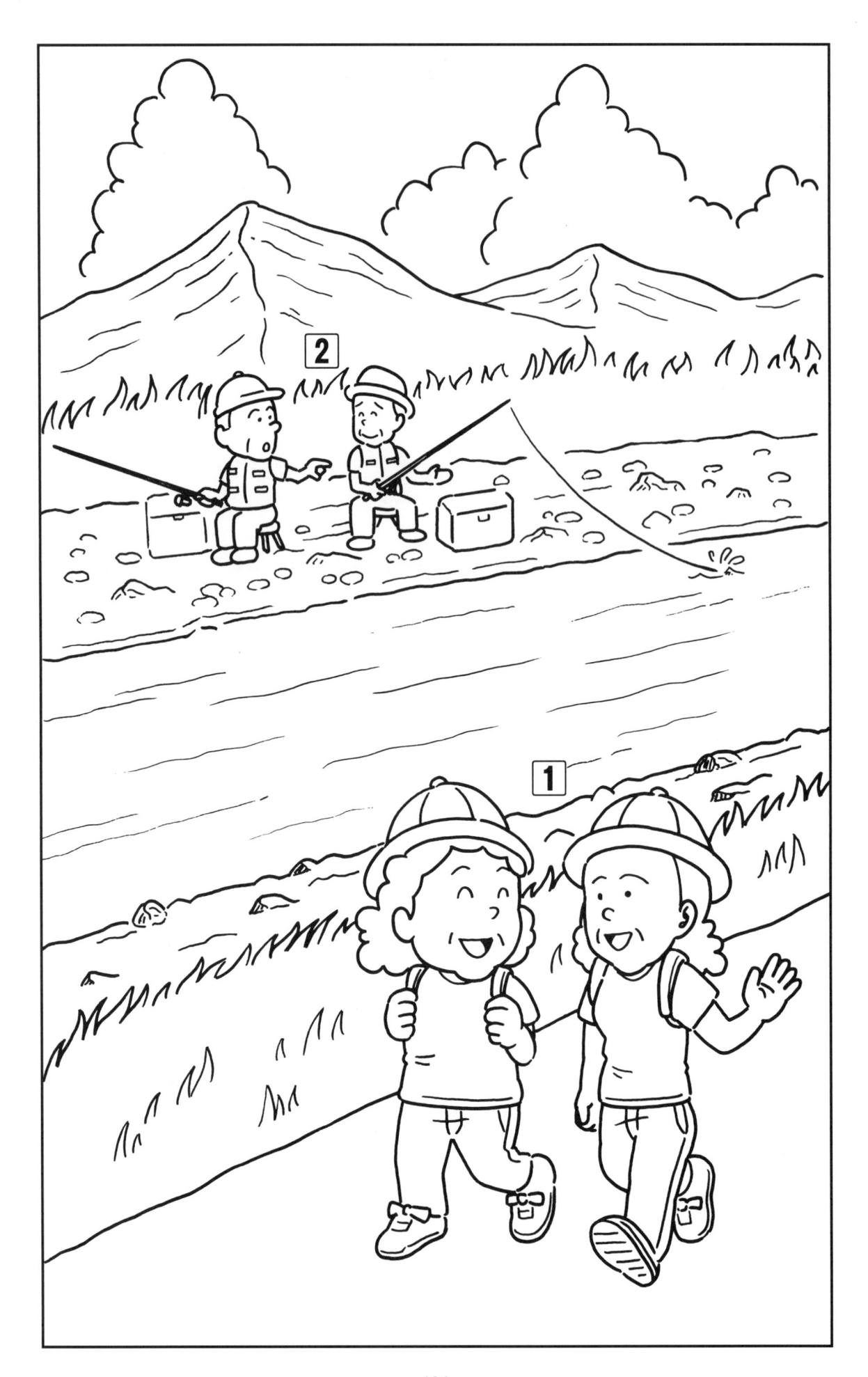

4. 川のほとり

場面1：ハイキング
　ここは山間にある川のほとりです。川沿いには新緑を楽しめるハイキングコースがあり、リュックを背負った中年女性が2人、話しながら歩いています。

　　女1：緑がきれいねえ。
　　女2：
　　女1：
　　女2：

場面2：釣り
　川の向こう岸では中年男性が2人、釣りをしながら話しています。

　　男1：いやあ、なかなか釣れないね。
　　男2：
　　男1：
　　男2：

会 話 例

場面1
　女1：緑がきれいねえ。
　女2：ほんと。ちょっと遠かったけど、来てよかったわね。
　女1：来年は日帰りじゃなく、一泊してのんびりしたいわね。
　女2：そうね、××さんも誘いましょう。

場面2
　男1：いやあ、なかなか釣れないね。
　男2：あっ、引いてるよ。
　男1：あっ、本当だ。やっとかかったみたいだ。
　男2：以前はもっと釣れたんだけどねえ。

- 196 -

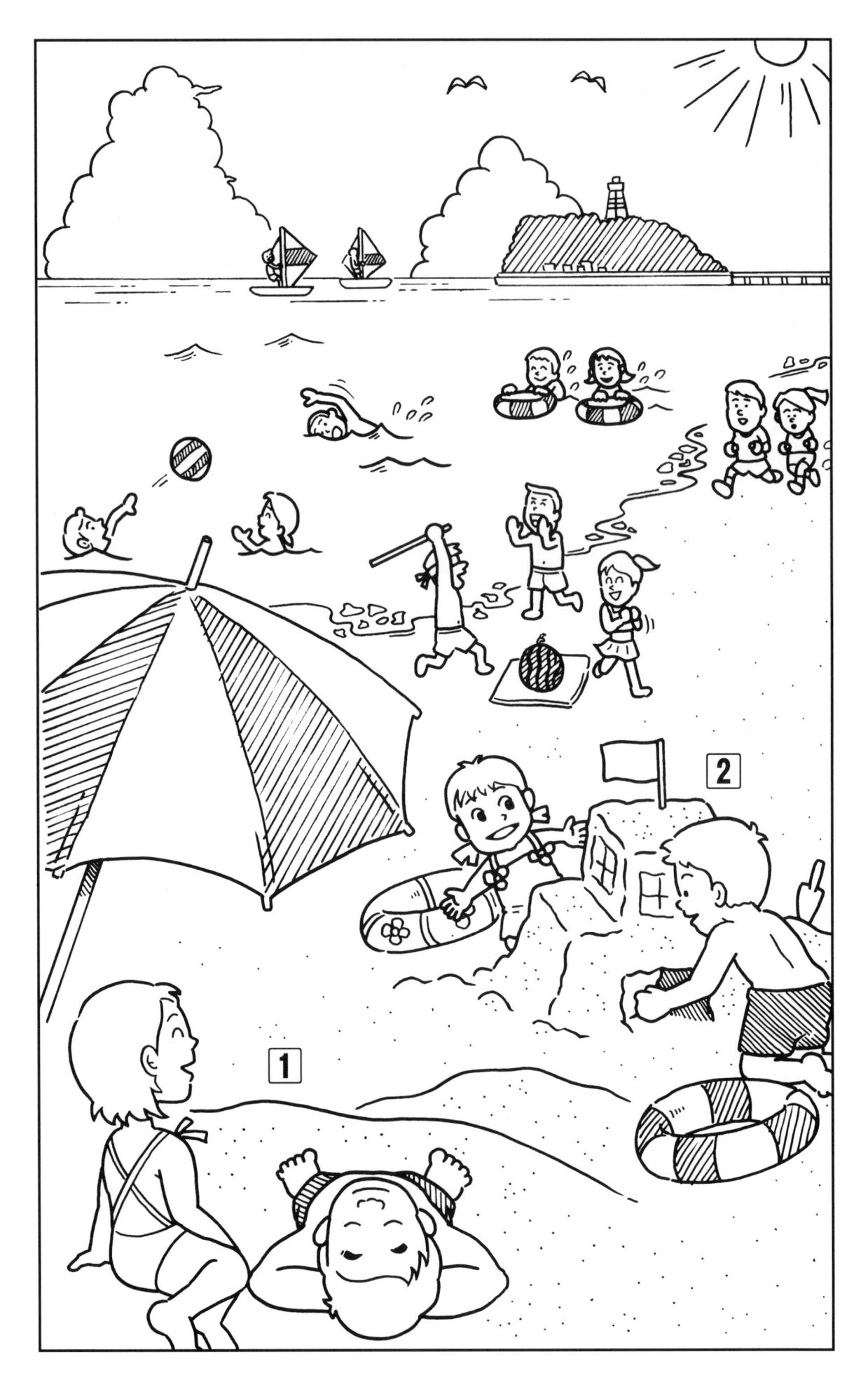

5. 海水浴

場面１：浜辺
　山田さんの家族が海水浴に来ています。お父さんはパラソルの下で寝ています。お母さんは座って、砂遊びをしている子どもたちの方を見ています。

　　お母さん：一年ぶりの海で、子どもたちも楽しそうだわね。
　　お父さん：
　　お母さん：
　　お父さん：

場面２：砂遊び
　一郎と洋子は浜辺で砂遊びをしています。先ほどまで泳いでいたらしく、浮き輪がそばに置いてあります。

　　洋子：お兄ちゃん、何作ってんの？
　　一郎：
　　洋子：
　　一郎：

会 話 例

場面１
　お母さん：一年ぶりの海で、子どもたちも楽しそうだわね。
　お父さん：そうか。子どもたちは何してるんだ？
　お母さん：砂遊びをしてるわよ。何か作ってるみたい。
　お父さん：そうか。我々も久しぶりにのんびりしたね。

場面２
　洋子：お兄ちゃん、何作ってんの？
　一郎：お城だよ。まわりに、堀も作るんだ。
　洋子：私も手伝う。
　一郎：砂、たくさん集めてこいよ。大きな城だから、砂がたくさんいるんだ。

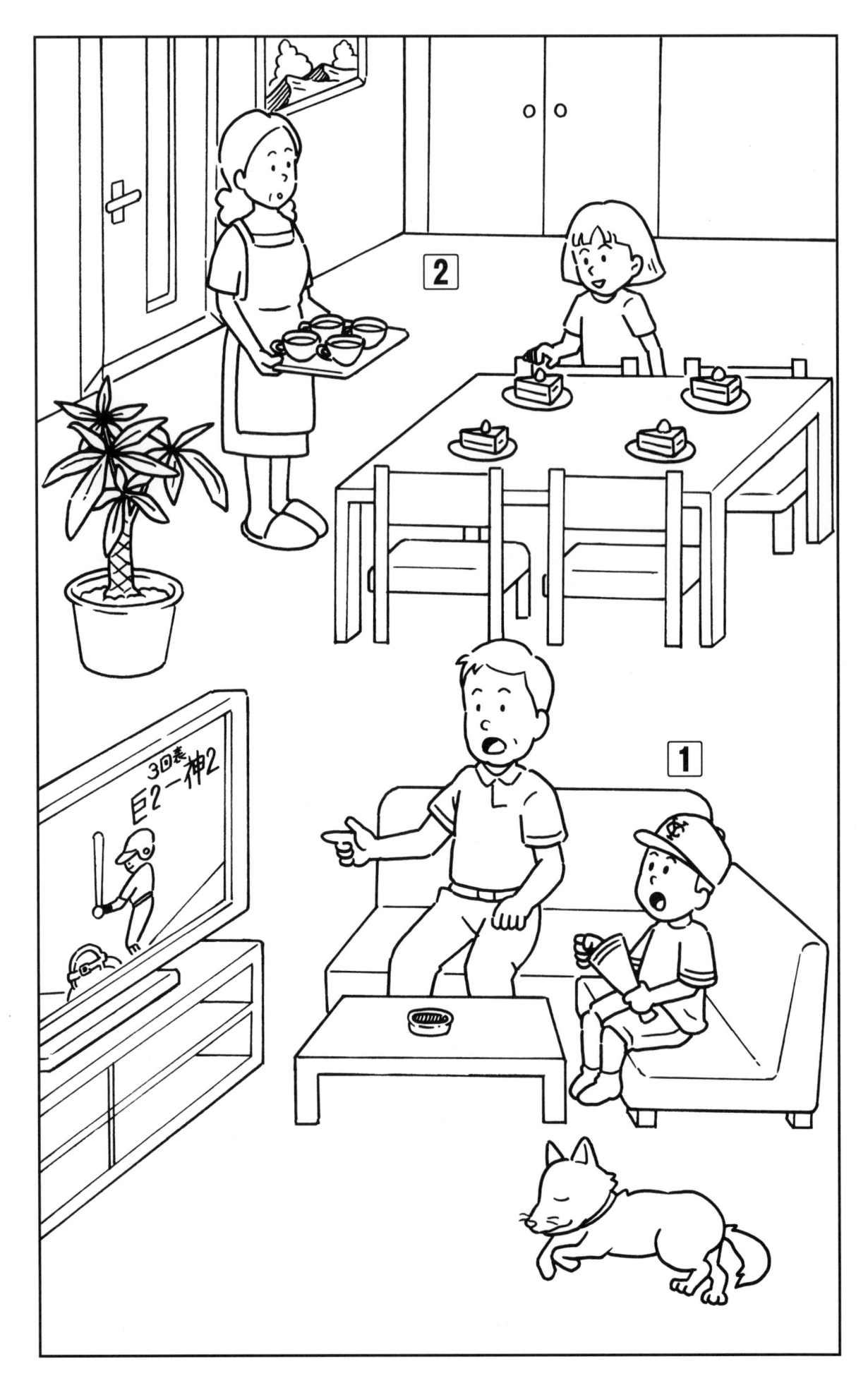

6. 家 族

場面1：野球観戦

夕食後、お父さんと明は、リビングのテレビで巨人‐阪神戦を見ています。明は巨人ファンです。今は3回の表で、巨人の攻撃が始まっています。

　　明：お父さんは、巨人と阪神のどちらを応援してるの？
　　お父さん：
　　明：
　　お父さん：

場面2：つまみ食い

お母さんが、ダイニングの方でお茶の用意をしています。テーブルにはショートケーキの皿が4枚あります。正子は、ケーキのいちごをつまみ食いしようとしています。

　　お母さん：正子ちゃん、お行儀の悪いことしないの！
　　正子：
　　お母さん：
　　正子：

会 話 例

場面1
　明：お父さんは、巨人と阪神のどちらを応援してるの？
　お父さん：そうだな、明は巨人ファンだから、お父さんは阪神を応援することにしようか。
　明：いま、同点でしょう。巨人が勝つといいなあ。
　お父さん：まだ、3回表だろう。まだまだ、わからんよ。

場面2
　お母さん：正子ちゃん、お行儀の悪いことしないの！
　正子：早く食べたいの。ケーキ、だーい好き！
　お母さん：みんなで一緒にいただきましょう。ちょっと、待っててね。
　正子：お父さん、お兄ちゃん、早く来てよ！

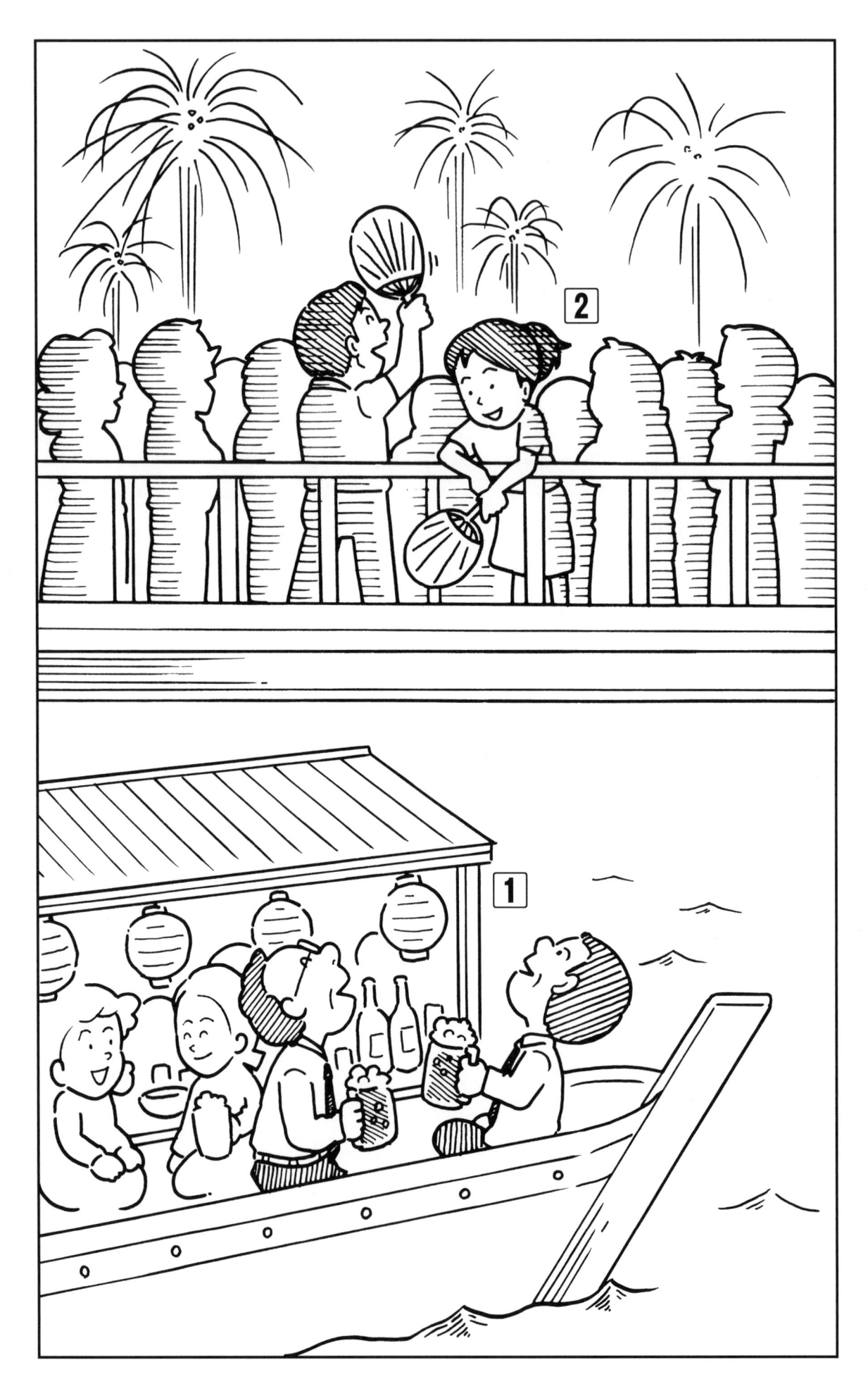

7．花火大会

場面１：屋形船

　花火見物の屋形船の中はお客でいっぱいです。船べりで２人の中年男性客がビールを飲みながら話しています。

　　　男１：風が涼しくて、気持ちいいね。
　　　男２：
　　　男１：
　　　男２：

場面２：橋の上

　橋の上には大勢の人がいます。欄干に寄りかかって屋形船を見ている若い女性がいます。女性の横には欄干に背を向け、うちわを持った手を高く上げて、空を見上げている若い男性がいます。

　　　男：あっ！花火が上がった！　きれいだね。見てごらんよ。
　　　女：
　　　男：
　　　女：

会 話 例

場面１
　男１：風が涼しくて、気持ちいいね。
　男２：川風に吹かれてビールを飲むなんて、最高だね。
　男１：今夜は飲み会じゃなくて、花火を見に来たんだよ。
　男２：わかってるよ。だけど、ビールがうまいなあ。あっ、花火、上がった！　みごと、みごと！

場面２
　男：あっ！花火が上がった！　きれいだね。見てごらんよ。
　女：下に屋形船が来たわよ。ビールを飲みながら涼しそうね。
　男：空を見てごらんよ。たくさんの花火だよ。
　女：そう？　来年は私たちも、あんな船に乗りましょうよ。

来賓席

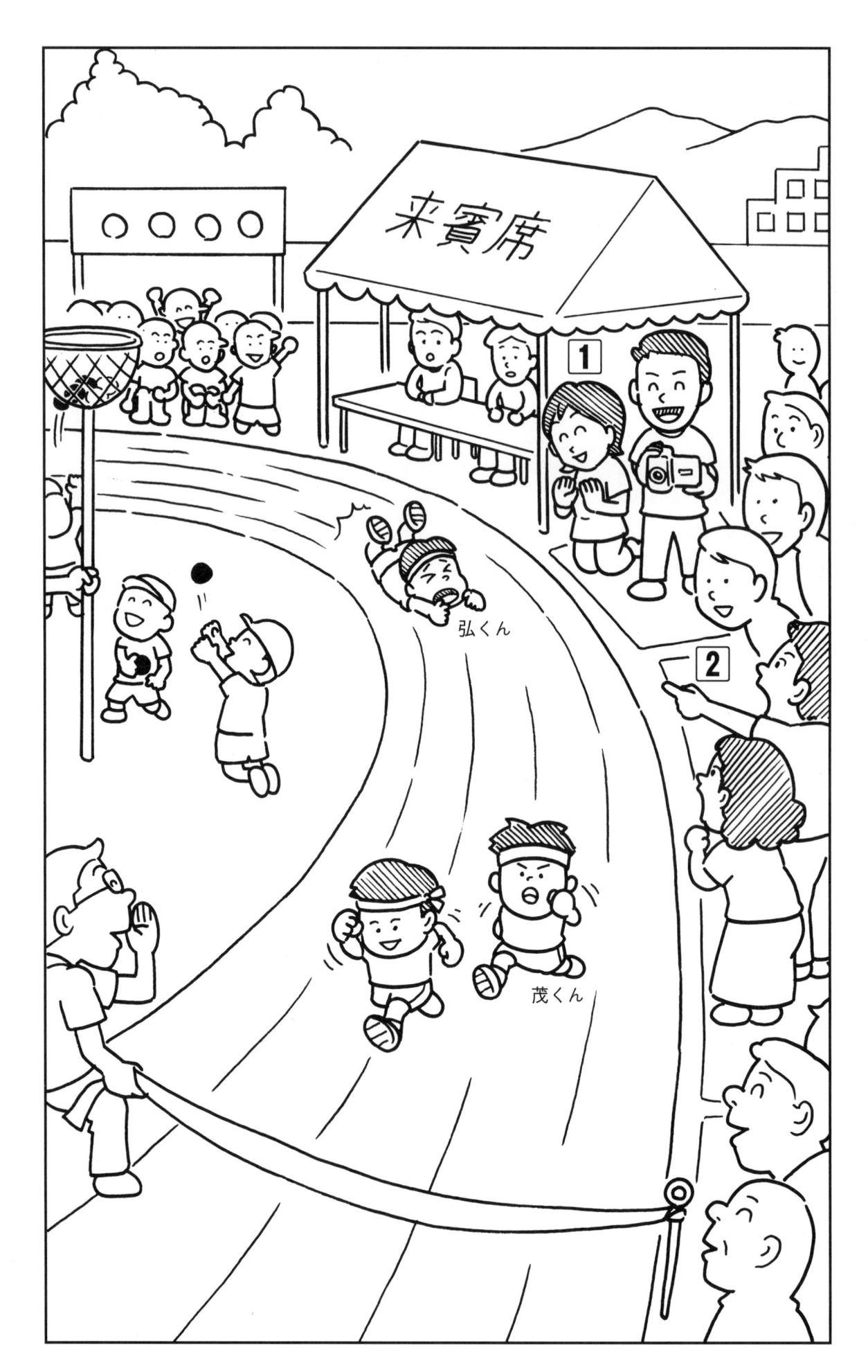

弘くん

茂くん

8. 運動会

場面1：徒競走

今日は小学校の運動会です。100メートル競走が始まっています。太田さん夫妻が茂の応援にきています。お父さんはビデオカメラを持っています。お母さんは手をたたいて応援しています。

　　お父さん：茂、がんばれ！　もう少しで抜けるぞ！
　　お母さん：
　　お父さん：
　　お母さん：

場面2：応援

別の夫婦が子どもの弘の応援をしています。弘は3番目を走っていたのですが、ついに転んでしまいました。

　　お母さん：あら、あそこ。転んじゃった子、弘ちゃんでしょ？
　　お父さん：
　　お母さん：
　　お父さん：

会 話 例

場面1
　お父さん：茂、がんばれ！　もう少しで抜けるぞ！
　お母さん：でも、もうすぐゴールだし、ちょっと無理じゃないかしら。
　お父さん：そんなことないよ。あの子は足が速いんだ。
　お母さん：そうね。茂ちゃん、がんばって！

場面2
　お母さん：あら、あそこ。転んじゃった子、弘ちゃんでしょ？
　お父さん：そうだ。弘、がんばれ！
　お母さん：泣きべそをかきそうになっているわ。
　お父さん：泣いてないよ。大丈夫だ。

1

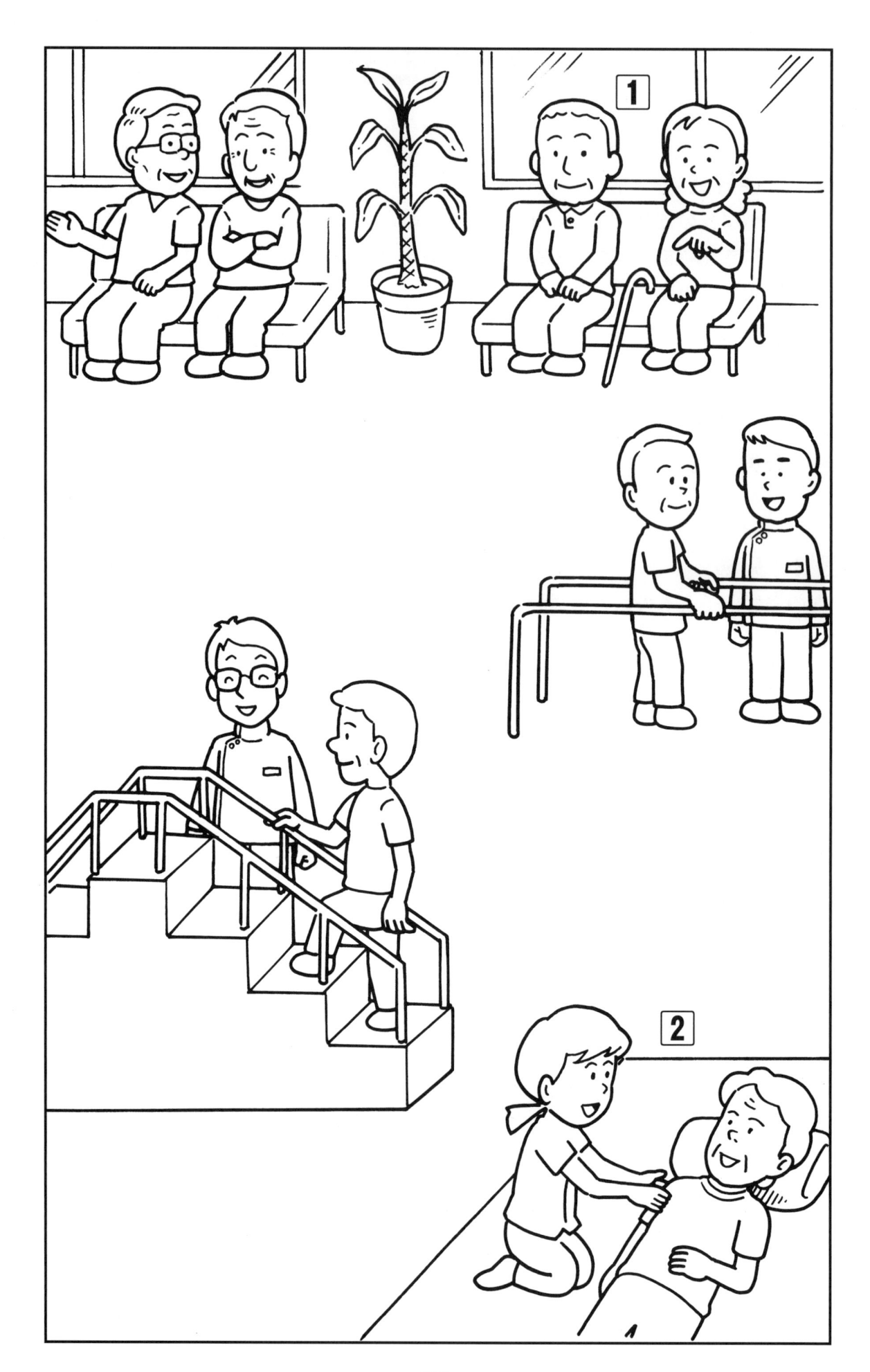

2

9. 病院のリハビリ室

場面1：待合室

山田さんは奥さんと一緒に言語訓練に来ました。少し早めに着いたので、ソファに座って、リハビリをしている人を見ながら待っています。

　　山田さん：今日も混んでいるね。
　　奥さん：
　　山田さん：
　　奥さん：

場面2：リハビリ

田中さんは最近、肩の痛みがひどくなりました。今日は病院に来て、理学療法を受けています。

　　理学療法士：肩の痛みは楽になりましたか？
　　田中さん：
　　理学療法士：
　　田中さん：

会 話 例

場面1
　山田さん：今日も混んでいるね。
　奥さん：そうね。あの階段のところにいるの、鈴木さんじゃない？
　山田さん：ああ、そうだ。上るのがうまくなったね。
　奥さん：ほんと。若い人は回復が早いわね。

場面2
　理学療法士：肩の痛みは楽になりましたか？
　田中さん：ううん、リハビリの後はいいんだけど、またすぐ痛くなるのよ。
　理学療法士：少しあたためてみましょうか。
　田中さん：そうね、やってもらおうかしら。

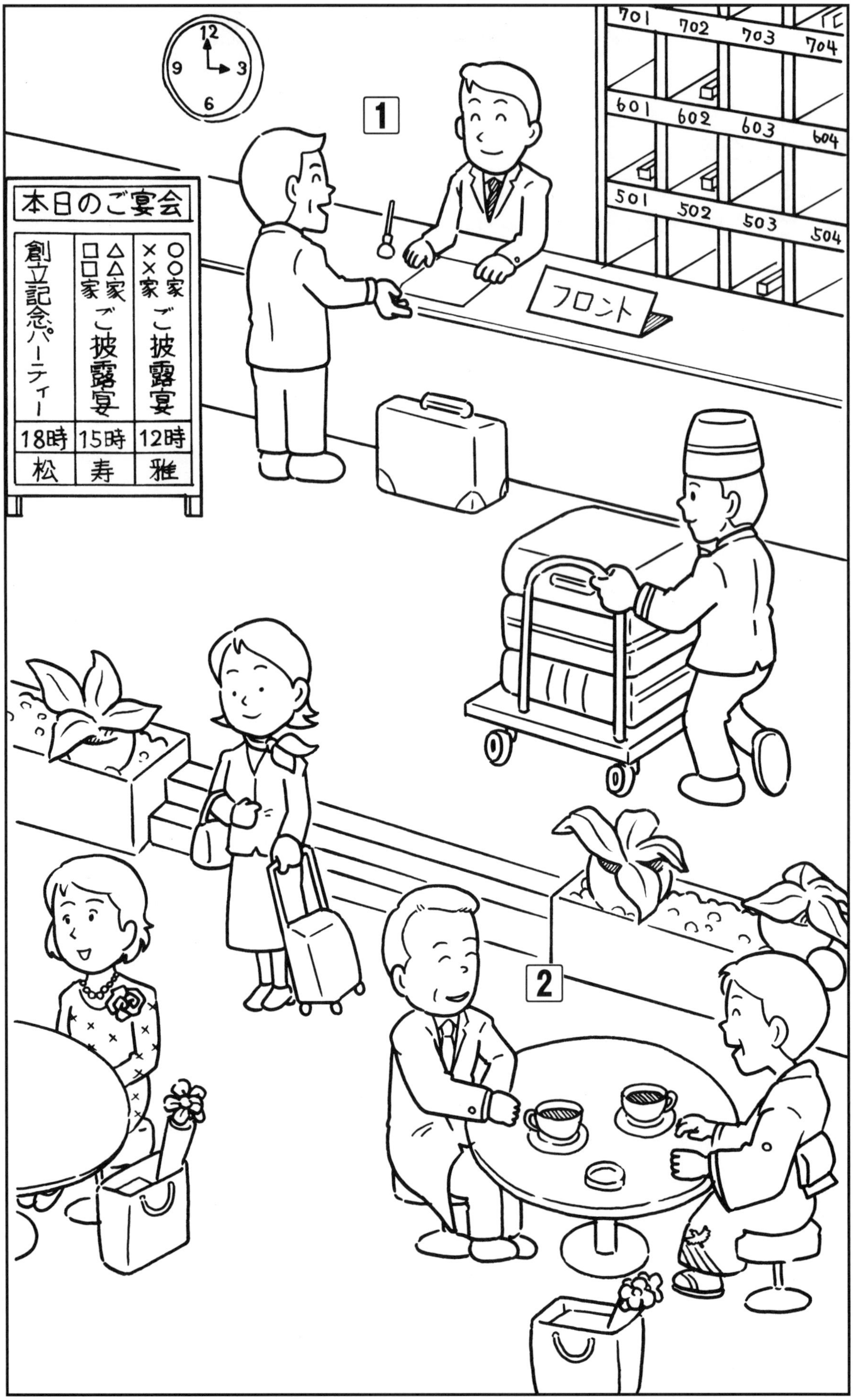
1
2
本日のご宴会
○○家
××家
ご披露宴
12時
雅
△△家
□□家
ご披露宴
15時
寿
創立記念パーティー
18時
松
フロント
701 702 703 704
601 602 603 604
501 502 503 504

10. ホテルのロビー

場面1：チェックイン
ホテルのフロントで中年の男性が、チェックインの手続きをしています。足元にはスーツケースが置いてあります。

フロント：いらっしゃいませ。ご予約のお客様ですか。
男：
フロント：
男：

場面2：ひとやすみ
結婚披露宴に列席した夫婦が、ロビーでお茶を飲んでいます。今日の披露宴について感想を話し合っています。

夫：なかなかいい披露宴だったね。
妻：
夫：
妻：

会話例

場面1
フロント：いらっしゃいませ。ご予約のお客様ですか。
男：はい、電話で予約した××です。
フロント：本日ご一泊ですね。明日の朝食はどうなさいますか。
男：早く出るので、いりません。

場面2
夫：なかなかいい披露宴だったね。
妻：そうね。お似合いのカップルだったわね。
夫：しかし、仲人のスピーチは長すぎるね。
妻：どこの結婚式でもそうらしいわよ。

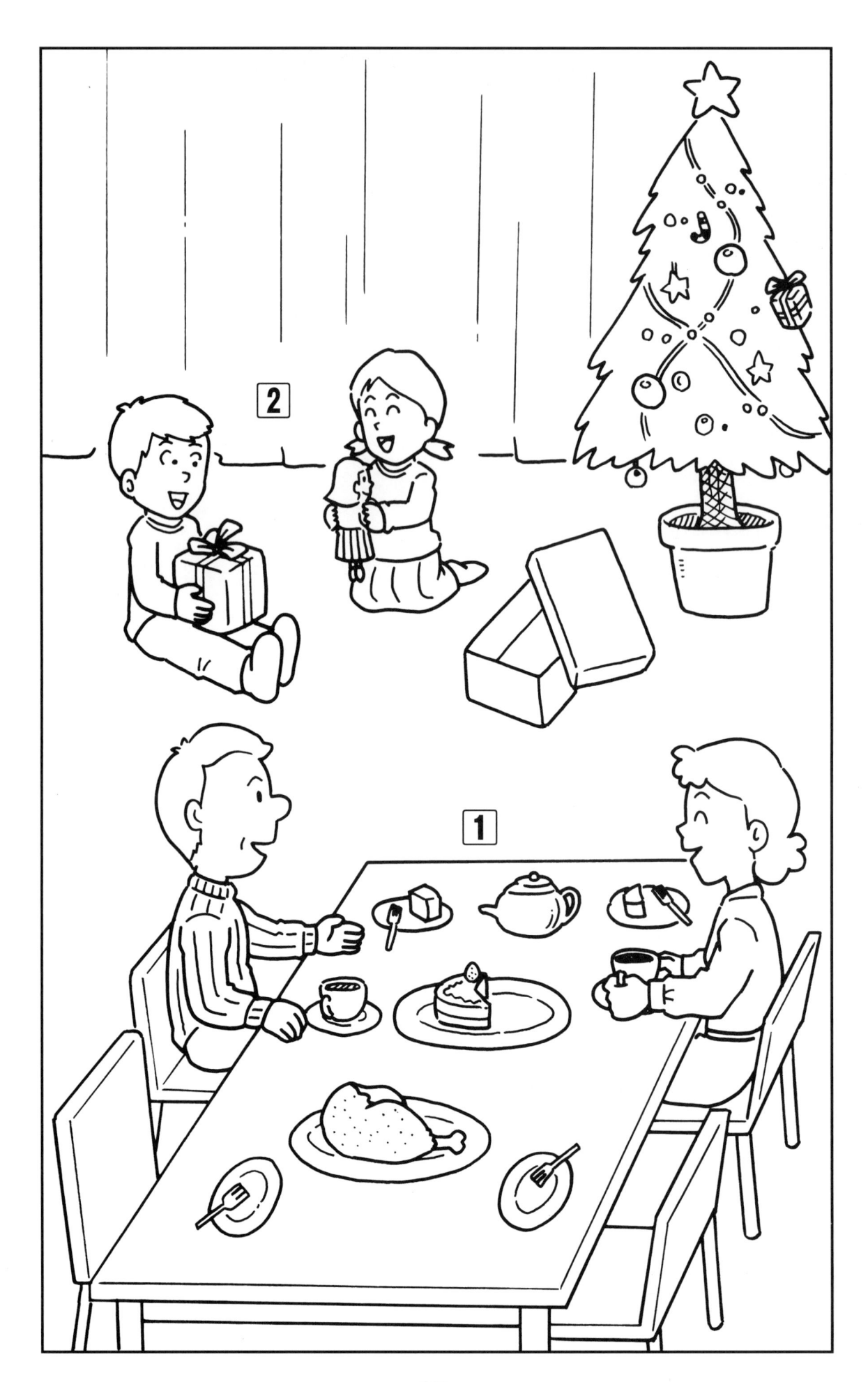

11. クリスマス

場面1：ごちそう
　今夜はクリスマスイブです。山田さん夫妻と2人の子どもたちは、ローストチキンの夕食とデザートのケーキを食べ終わったところです。夫妻は食後のコーヒーを飲みながら話しています。

　　　夫：ローストチキン、上手に焼けてたね。
　　　妻：
　　　夫：
　　　妻：

場面2：プレゼント
　部屋の隅にはクリスマスツリーが飾られています。子どもたちがツリーのそばでプレゼントを開けながら話しています。

　　　妹：わあ、お人形よ！　かわいい！
　　　兄：
　　　妹：
　　　兄：

会 話 例

場面1
　夫：ローストチキン、上手に焼けてたね。
　妻：あら、そう？　今年はテレビで言ってた作り方の通りにやったのよ。
　夫：ケーキもうちで作ったの？
　妻：もちろん。子どもたちも手伝ってくれたのよ。

場面2
　妹：わあ、お人形よ！　かわいい！
　兄：僕のは何だろう。
　妹：早く開けてみせて！
　兄：うん。テレビゲームだといいなあ。

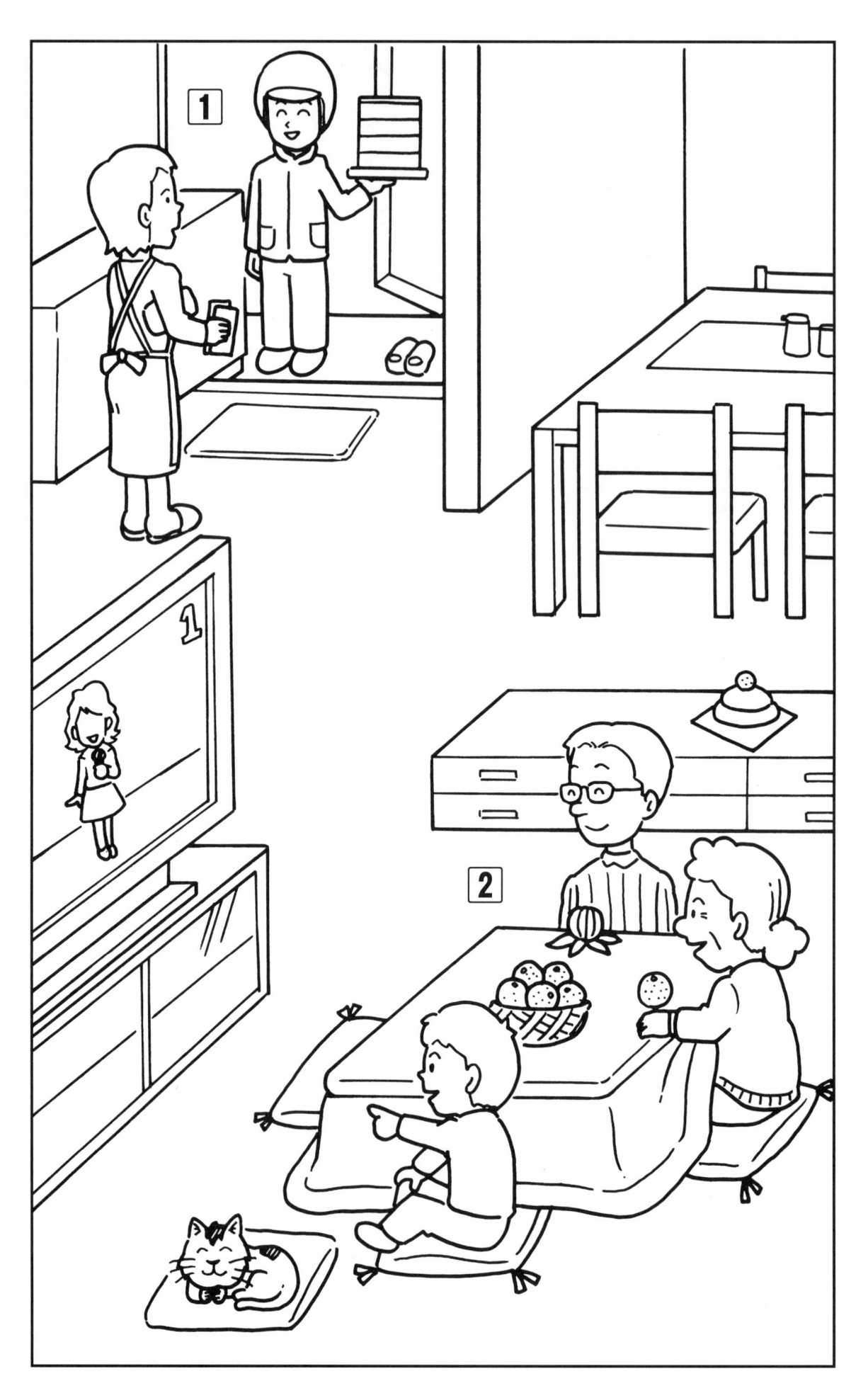

12. 大晦日

場面１：出前
　今日は大晦日です。年越しそばの出前が届きました。お母さんが玄関で受け取っています。

　　　そば屋：お待たせしました。ご注文のざるそば４人前です。
　　　お母さん：
　　　そば屋：
　　　お母さん：

場面２：紅白歌合戦
　おばあさんとお父さんと太郎は、こたつでみかんを食べながら紅白歌合戦を見ています。ちょうど子どもに人気のある歌手が出てきたところです。

　　　お父さん：太郎は真剣に見てるね。
　　　おばあさん：
　　　お父さん：
　　　おばあさん：

会 話 例

場面１
　そば屋：お待たせしました。ご注文のざるそば４人前です。
　お母さん：ご苦労様。4000円ね。
　そば屋：はい。毎度ありがとうございます。来年もよろしくお願いします。
　お母さん：こちらこそ。今日は忙しくて大変ね。

場面２
　お父さん：太郎は真剣に見てるね。
　おばあさん：よっぽど好きなんだね。
　お父さん：子どもにすごく人気がある歌手なんだよ。
　おばあさん：いまどきの歌手はみんな同じに見えるわね。

症例紹介：ブローカ失語症者とウェルニッケ失語症者の反応例

　本書を失語症者2名に使用した例を紹介する。反応に見られた誤り（錯語、中断、繰り返し、不完全な修正など）は網掛けで示してある。また最初に症例の基本情報、言語症状等の紹介をし、最後には問題点のまとめなどを簡単に記した（なお、「会話の続き」の反応の呈示は省略した）。

症例1

YH、女性。67歳。右利き。高校卒。主婦。
原因疾患・発症後経過月数：脳梗塞。発症後36カ月経過。
損傷部位：左中大脳動脈領域。
神経学的所見：右片麻痺。
全体的言語症状：自発話は非流暢で、発語失行による音の歪み、引き伸ばし、構音動作の探索が認められる。発話能力は、SLTA（標準失語症検査）では呼称50％、動作説明70％、まんがの説明は段階4のレベルである。音読は文レベルが可能。SLTAでは短文の音読が100％であったが、自発話と同様、発語失行による音の歪みが目立つ。理解は日常会話レベルでは特に問題がない。
失語タイプ・重症度：ブローカ失語。中等度。
他の認知・行動面の特徴：特になし。

Part I　4．説明する　4-1　自分の症状を言う（薬局で）
実施方法：「Ⅱ．訓練の進め方」の「1．Part I の進め方　（2）音読から開始する方法」（p.14）に従って実施した。以下に示すのは、音読後に連続画だけを見ながら行った会話である。

　A（薬剤師）：担当ST　　B：YH
　　A：どんなご様子ですか。
　　B：熱が、で‥‥で‥‥出ます。
　　A：そうですか。鼻水はどうですか。
　　B：少し……出ます。
　　A：咳は出ますか。
　　B：んー、そうですね……少し。
　　A：咳も出ますか。
　　B：はいはい。

応用編
実施方法：「Ⅱ．訓練の進め方」の「2）3ページ目（応用編：状況1）」（p.15）および「3）4ページ目（応用編：状況2）」（p.16）に従って実施した。なお、YHは担当STの発話に続けて会話をすることができたので、状況1の会話例の音読は行わなかった。

症例紹介：ブローカ失語症者とウェルニッケ失語症者の反応例

状況1　　C（近所の女性）：担当ST　　D：YH
　C：足の具合はどうですか。
　D：少し……。
　C：腫れてます？
　D：はい。
　C：ああ、そうですか。まだだいぶ腫れてますか。
　D：んー、‥‥そうですね。
　C：痛みます？
　D：動かすと……痛いです。
　C：ああ、そうですか。じゃあ、あんまり動かさないほうがいいですね。
　D：そうですね。

状況2　　C（理学療法士）：担当ST　　D：YH
　C：新しい装具の具合はどうですか。
　D：そうですね、だいぶ、ちょうき、ちょう‥‥し、がいいと……。
　C：いいですか。
　D：うん、そう。
　C：どこか痛いところはありませんか。
　D：あ……あるくと、少し、足首が痛いです。
　C：そうですか。
　D：うん。
　C：じゃ、もう少し調整した方がいいですか。
　D：はい。

拡大練習
実施方法：「Ⅱ．訓練の進め方」の「4) 4ページ目（拡大練習）」（p.17）に従って実施した。

薬剤師：担当ST　　○○さん：YH
　ST：何かお探しですか。
　YH：マスクを……か‥‥マスクを買いにきました。
　ST：マスクですね。
　YH：はい。
　ST：布のマスクと紙のマスクがあるんですけれど、どちらがいいでしょう？
　YH：紙の方が‥‥いいとおも‥‥い‥‥ます。
　ST：使い捨ての紙のマスクがいいですか。
　YH：はい、はい。
　ST：こちらにいろいろありまして、色のついてるのとか、白いのとか。
　YH：白い‥‥のが、いい‥‥と思います。
　ST：じゃあ、あとはサイズを選んでいただいて、大きいのと小さいのがありますが。

YH：‥‥‥‥ち‥‥ち‥‥ちいさい方が、いい‥‥と思います。
ST：じゃあ、これがいいと思います。
YH：はい。

Part Ⅱ　6．家族
実施方法：「Ⅱ．訓練の進め方」の「2．Part Ⅱの進め方　③場面と対話者を確認する〜④会話を開始する」(p.18)に従って実施した。

場面1　　明：担当ST　　お父さん：YH
　明：お父さんは、巨人と阪神のどちらを応援してるの？
　お父さん：んー‥‥巨人。
　明：あ、そう。
　お父さん：うん。
　明：じゃ、僕と一緒だね。
　お父さん：そう‥‥‥ですか、あ、そうですね、そう‥‥‥です。
　明：うん。今、何対何だっけ？
　お父さん：んー、‥‥‥‥2対2。
　明：じゃあ、同点だ。
　お父さん：うん。
　明：巨人が勝つといいね。
　お父さん：そうです、あ、そうだね。
　明：お父さんはずっと巨人ファンなの？
　お父さん：そう‥‥そう‥‥そう‥‥です。そうです。
　明：ふーん。僕と一緒でよかった。
　お父さん：うん。
　明：じゃ、一緒に巨人応援しようね。
　お父さん：そうで‥‥‥そうだね。

場面2　　お母さん：担当ST　　正子：YH
　お母さん：正子ちゃん、お行儀の悪いことしないの！
　正子：だって、ケーキが‥‥‥すこ‥‥‥とけて‥‥しまうもの。
　お母さん：そんなことないわよ。それ、イチゴでしょ？
　正子：‥‥‥‥‥‥‥そう‥‥‥そう‥‥‥かも‥‥‥かもし‥‥‥‥。
　お母さん：みんなで一緒に食べるから、ちょっと待っててね。
　正子：はい。

問題点・今後の進め方：STが質問して答えてもらう形でどうにか会話を進めることはできるが、発話の多くで質問に対するyes-no反応が目立ち、喚語能力は後述するウェルニッケ失語例より低い様子がうかがえた。また、発語失行による問題も加わって、発話の滞り・遅れなどが著明であった。今後は、喚語能力を改善し、さらに文

レベルの表出を取り入れた訓練を行い、YHの日常コミュニケーションの疎通性を高める必要を感じた。

症例2

TK、男性。66歳。右利き。高校卒。公務員。
原因疾患・発症後経過月数：脳梗塞。発症後57カ月経過。
損傷部位：左頭頂葉深部白質。
神経学的所見：特になし。
全体的言語症状：自発話は流暢だが、迂言や錯語（語性・音韻性）が認められ、聞き手の推測が必要となることが多い。SLTAでは呼称60％、動作説明70％、まんがの説明は段階4のレベルである。音読は、単語は100％と良好だが、短文では60％と低下が認められた。理解面は日常会話では大きな問題はないが、話題が変わった時や馴染みのない話題では正確に理解できていないことがある。
失語タイプ・重症度：ウェルニッケ失語。中等度。
他の認知・行動面の特徴：特になし。

Part I　4. 説明する　4-1 自分の症状を言う（薬局で）

実施方法：「Ⅱ. 訓練の進め方」の「1. Part Iの進め方　(2) 音読から開始する方法」(p.14)に従って実施した。以下に示すのは、音読後に連続画だけを見ながら行った会話である。

A（薬剤師）：担当ST　　B：TK

　A：どんなご様子ですか。
　B：風邪が、出てます。
　A：熱がありますか。
　B：熱が出てま、熱が出てます。
　A：ああ、そうですか。咳は出てますか。
　B：ちょっと出てます。
　A：ああ、そうですか。えー、のどの痛みはありますか。
　B：ちょっと出てます。あ、熱いです。
　A：ああ、そうですか。
　B：熱が出てます。
　A：ああ、そうですか。じゃあ、総合の風邪薬をお出ししますので、飲んでみてください。

応用編
実施方法：「Ⅱ. 訓練の進め方」の「2) 3ページ目（応用編：状況1)」(p.15)および「3) 4ページ目（応用編：状況2)」(p.16)に従って実施した。なお、TKはSTの発話に続けて会話をすることができたので、状況1の会話例の音読は行わなかった。

状況1　　C（近所の女性）：担当ST　　D：TK
　C：足の具合はどうですか。

D：だいぶ、だいぶ腫れています。
C：まだ痛みますか。
D：まだ痛いです。
C：ああ、そうですか。いつ、どんなとき痛いですか。
D：えー、あ、おろす、歩くと、歩くと痛いです。
C：ああ、座っているときは？
D：ちょっとだけですね。
C：ああ、そうですか。じゃ、もうちょっと、もう少し安静にした方がいいんですね。
D：はい。

状況2　C（理学療法士）：担当ST　　D：TK
C：新しい装具の具合はどうですか。
D：歩くとちょっと足首が痛いです。
C：ああ、そうですか。もう少し、じゃあ調整しなおしたほうがいいですかね。
D：そうですね。ちょっと、だけです。
C：座っているときは大丈夫ですか。
D：ちょっと痛いですね。
C：そうですか。じゃあ、つけてると痛いっていう感じ？
D：ええ、そうです。
C：分かりました。ちょっと調整しなおしましょうね。

拡大練習
実施方法：「Ⅱ．訓練の進め方」の「4) 4ページ目（拡大練習）」（p.17）に従って実施した。

薬剤師：担当ST　　○○さん：TK
ST：何かお探しですか。
TK：マスクを、もらいたいんだけど。
ST：ああ、ええ、風邪ですか？花粉症？
TK：風邪です。
ST：そうですか。ええ、そうしますとですね、紙のマスクと布のマスクがありますが。
TK：布の方を。
ST：布がいいですか。
TK：はい。
ST：ちょっと大き目の方がいいですかね。
TK：大きい方がいいですね。
ST：じゃあ、こちらにあるので、見てみてください。

Part Ⅱ　6．家族
実施方法：「Ⅱ．訓練の進め方」の「2．Part Ⅱの進め方　③場面と対話者を確認する～④会話を開始する」（p.18）

に従って実施した。

場面1　明：担当ST　お父さん：TK
　明：お父さん、巨人と阪神のどっち応援してるの？
　お父さん：巨人だよ。
　明：今、何対何？
　お父さん：2対2。
　明：あ、そうか、じゃあ同点だ。今何回？
　お父さん：3回。
　明：え、まだ3回なんだ。
　お父さん：そうです。
　明：3回の今、表？裏？
　お父さん：表。
　明：表？　で、巨人が、じゃあ、攻撃してるんだ。
　お父さん：そうです。
　明：へえー、じゃ、お父さんは巨人ファンだから、巨人が勝つといいね。
　お父さん：か、勝てばいいねえ。
　明：でも僕は阪神ファンだから、この人三振するといいなあ。
　お父さん：そんなことはない！

場面2　お母さん：担当ST　正子：TK
　お母さん：正子ちゃん、お行儀の悪いことしないの！
　正子：もう、もう、食べます、食べたい！早く食べたい！
　お母さん：みんなで一緒に食べるから、ちょっと待っててちょうだい。
　正子：だめです。だめ！
　お母さん：お兄ちゃんとお父さんがまだ来てないでしょう？
　正子：………あの、お父さんと……お父さんは……時間が長いから……いくらやっても食べれない！早く食べたい！
　お母さん：もうすぐ野球、終わるから。
　正子：でも、だめです。
　お母さん：お行儀が悪いでしょう？
　正子：じゃあ、しょうがない。あの……やめます。
　お母さん：そう？　そうしてちょうだい。

問題点・今後の進め方：流暢だが、錯語、不完全な修正、繰り返しなどが認められた。全体的にTKの発話は、情報としてはかなり伝わるものがあるが、前出の諸症状のために発話の適切さが低下してしまっている。特にPartⅡでは、場面1のようにSTの質問に答える形の会話は比較的スムーズに進むが、場面2ではそれ以上のことを言おうとしてうまくことばが出てこない様子が見られた。現在も、単語・文の表出の改善を目指した訓練を行っているが、今後はさまざまな場面でのより自然に近い会話を導入して訓練を進めたい。

イラストフル活用 失語症の日常会話訓練

2009年11月1日　第1刷発行

編　　者　竹内　愛子
　　　　　山澤　秀子
　　　　　荻野　　恵
発行者　　木下　　攝
発行所　　株式会社協同医書出版社
　　　　　東京都文京区本郷 3-21-10　〒113-0033
　　　　　電話(03)3818-2361　ファックス(03)3818-2368
　　　　　郵便振替 00160-1-148631
　　　　　ＵＲＬ　http://www.kyodo-isho.co.jp/
印刷・製本　横山印刷株式会社

ISBN978-4-7639-3045-3　　定価はカバーに表示してあります

[JCOPY]〈(社)出版者著作権管理機構 委託出版物〉
本書の無断複写は著作権法上での例外を除き禁じられています．複写される場合は，そのつど事前に，(社)出版者著作権管理機構(電話 03-3513-6969, FAX 03-3513-6979, e-mail:info@jcopy.or.jp)の許諾を得てください．